W0397348

Peter Gross

Ich muss sterben

Peter Gross

Ich muss sterben

Im Leid die Liebe neu erfahren

HERDER

FREIBURG · BASEL · WIEN

MIX
Papier aus verantwortungsvollen Quellen
FSC® C083411

© Verlag Herder GmbH, Freiburg im Breisgau 2015
Alle Rechte vorbehalten
www.herder.de

Satz: de·te·pe, Aalen
Herstellung: CPI books GmbH, Leck

Printed in Germany

ISBN 978-3-451-35109-9

Wer hat dich so geschlagen, mein Heil,
und dich mit Plagen so übel zugerichtet?

J. S. Bach, Matthäus-Passion, BWV 244

Inhalt

Vorwort

»Ich muss sterben«, hast Du mir sechzig Tage vor Deinem Tod ins Ohr geflüstert. Leise hat sich der Tod genähert. Nun ist er da. Was für ein Stoß ins Herz, wenn Du gehst, gehen musst und die Welt zubeißt und Du schweren Angriffen auf Deinen Körper ausgesetzt bist. Wer schlägt und plagt dich so, Liebste, wer hat Deinen Körper zu einer einzigen Wunde gemacht? Wir haben das Köfferchen gepackt, und Du hast es mitgenommen, wie seit Jahren auch in die Ferien. War das jeweils eine Freude, wenn die weiße Kosmetiktasche zum Mitnehmen bereitstand! Reich sie mir!, hast Du mir fröhlich befohlen. Aber jetzt geht sie mit Dir weg an einen Ort, an dem Du nie warst und von dem sie dann ohne Dich zurückkommt. Und Du hast für diese letzte Reise all jene Habseligkeiten verpackt, die Du noch unbedingt zu brauchen meintest: Schminksachen, um die Zeichen, die über die langen, schlaflosen Nächte sich in Deinem Gesicht eingekerbt haben, zu verdecken, Lippenstifte, Körpermilch.

Ich sitze da, Liebste, und schreibe tausend Seiten über Dich und kann nicht aufhören, die immer gleichen Klagen mit den immer gleichen Worten zu wiederholen: Komm zurück. Wende. Komm wieder, Liebste, bleib, ich werde Dich halten und Dich mir nicht nehmen lassen. Nun kenne ich den Tod. Ich habe ihn, wie er zu Dir kam, genau beobachtet. Er wurde mir mit den Worten »Ich muss sterben« angekündigt. Mein Herz stand still. Wir haben uns im Angesicht des Todes angesehen, wie wir uns nie angesehen haben. Und bei aller Verzweiflung waren wir bemüht, Deinen Gang aufs Schafott – so kamen mir die letzten Wochen und Tage und Stunden vor – in gegenseitiger Liebe und Zuneigung zu beschreiten. Das Gehen von Dir war dennoch todtraurig. Daran konnten alle Vorsätze nichts ändern. Unsere Liebe war monatelang eine todgeweihte Liebe. Du, Ursula, hast Dich wie eingerollt und warst im Begriffe zu verschwinden. Komm' ich denn erst, wenn ich auch tot bin, zu Dir? Erst wenn ich abgesenkt werde ins Doppelgrab?

Sterben müssen wir alle. Alle sind todgeweiht. Aber der Tod wird nicht alles haben – wie mächtig er auch immer ist. Er wird mir niemals entreißen, was war. Nie wird er Dich mir ganz wegnehmen, so sehr er an Dir zerrt. Das Abwesende wird sogar in einer sonderbaren Weise dringlicher und stärker, als das Anwesende es je war. Während Du gingst, erhob sich majestätisch wie ein sich auffaltendes Gebirge das Abwesende, das nur mehr Erinnerte. Lichte, im Abendsonnenschein verzauberte Berge, sich erhebend aus tiefen Tälern. Kulissen des Glücks und Gefühle der Verlorenheit. Der Tod hinterlässt ein schmerzliches Geschenk, die Sehnsucht nach dem, was nicht mehr ist, und nach dem, was noch hätte kommen können. Wie Du nicht mehr da bist, bist Du gleichzeitig mit großer Heftigkeit anwesend. Die Absenz verdrängt die Präsenz. Das Abwesende ist übermächtig. Du bist nicht mehr anwesend und gleichzeitig stärker und schmerzlicher gegenwärtig als je. Die leeren roten Schuhe. Der Bademantel im Bad, der Dich nie mehr kleiden kann. Du gingst aus dieser Welt und kamst mit einer seltsamen Wucht zurück und in mich hinein. Nun bist Du da, wo immer ich bin. Ich will Dich behalten, indem ich Dich und Dein gleichzeitiges Gehen und Kommen aufschreibe. Liebste, ich habe Dich verloren, und weil ich Dich verloren habe, sehne ich mich so sehr nach Dir. Du!

ZÄHNE ▪ Zwischen zwei Zügen, es ist schon ein paar Jahre her, öffnet sich mir, wie ich allein unterwegs bin, ein kleines Zeitfenster. Auf dem Bestsellertisch der Bahnhofsbuchhandlung, in der ich mich gelangweilt herumtreibe, liegt ein mit einem schwarzen Schutzumschlag versehenes Buch mit dem Titel *Das Mädchen*, das meine Aufmerksamkeit erregt. Vielleicht habe ich damals, vor bald fünf Jahren, den mysteriös wirkenden, voluminösen Band in die Hand genommen, weil ich gerade über ein paar freie Minuten verfügte. Vielleicht aber auch, weil das Buch, ganz untypisch für diesen Autor, Stephen King nämlich, dessen Buchtitel sonst gerne Alarmierendes ankünden, *Das Mädchen* hieß. Kann sich doch vieles und Geheimnisvolles hinter einer derartigen Überschrift verbergen. Auch Unheil, Sterben und Tod. Aber Ursula war noch da und das Leben unbeschwert.

Ich überfliege den Klappentext. In schneeweißen Lettern steht auf der nachtschwarzen Rückseite »Die Welt hat Zähne. Und mit denen beißt sie zu, wann immer sie will.« Das stach sich wie ein von fremder Hand zugefügtes Tattoo in meinen Kopf ein. Denn genau das sollte ich, sollten wir später erleben. Ganz offenbar war das kleine Mädchen diesen Zähnen ausgesetzt. Aber wir sind es alle. Wir sind die Beute einer zähnebewaffneten Welt, von der wir nicht wissen, wann sie zupackt. Unsere Welt ist deshalb nicht unsere Welt, sondern etwas Fremdes. Ein Kerker, ein Verließ. Das Leben flößt größeren Schrecken ein als der Tod. Es heult und schreit. Nicht nur weltfremde Mystiker sehen das so. Sie ist keinesfalls ein Gefäß, das uns schützend aufnimmt. Das mögen unsere Dämme und Bauten tun, die wir Menschen in ihr errichten. Sie ist vielmehr gefahrdrohend, ein großes Beutetier, ein Wolf, ein zähnefletschendes Monster. Eine Menschenfresserin. Weit unheimlicher und gefahrdrohender als *The Wolf of Wallstreet*, wie sich gerade ein Film über die sattsam bekannten Praktiken der Banker nennt. Die Welt schnappt zu, so sehe ich das auch. Wo sie will.

Die Köder, die in tiefen Wassern ausgesetzt werden, sind wir. In die Welt kommen heißt in größte Gefahr geraten. Die Welt ist nicht inexistent, wie es gerade ein junger Philosophieprofessor verkündet. Ihr Biss wird ihn daran erinnern – wenn er danach noch lebt. Sie ist auch nicht außerhalb von einem, wie Yasmina Reza in ihrem verzweifelten, hundertdreiunddreißig Seiten langen Brief an ihren verlorenen Sohn schreibt (2001: 45). Sonst hätten wir ja keine Sorgen. Denn diese ließen sich dann immerzu auslagern. Wir leben innerhalb der Welt und nicht außerhalb! Oder vielleicht innerhalb und außerhalb? Und zeitweise vielleicht doch ganz außerhalb? Könnte der Mensch überhaupt leben ohne ein Außerhalb? Ganz immanent? Lässt sich kein Ausweg finden? »Aus vergitterten Fenstern der Sinne blickt jeder hinaus in das Fremde, das er nie sein wird …«, so Hans Urs von Balthasar (1952: 9). Nie sein wird? Reicht er nicht mit seinem Kopf in Sphären hinein, von denen die Physik nichts weiß? Ins Transzendente? Ins Außer- und Überirdische? Ist er nicht immer wieder im Begriffe, aus der Haut zu fahren? Verkörpert der Mensch vielleicht eine in der grausamen Natur nicht vorkommende, seltsame Zweiheit? Ist er ein Doppelwesen?

Menschen sind jedenfalls keine nazarenischen Engel. Auch keine Teufel. Nicht nur die Welt hat Zähne. Und nicht nur Saturn, der bekanntlich seine eigenen Kinder frisst aus Angst, dass sie sonst ihn fressen könnten, verfügt über solche. Auch wir sind mit ihnen ausgerüstet.

Denn wir müssen doch bewaffnet sein gegen das Ausgesetztsein in der Welt. Diese sind zwar wie die Knochen – Benetton hat sich diese Eigenheit für eine Werbekampagne zunutze gemacht – weiß, anfänglich schneeweiß. Aber nur anfänglich. Schon das Bettlein der noch zahn- und wehrlosen Kleinen ist voller Tränen. Die Zähnlein wachsen erst nach den ersten Lebensmonaten. Im Verlaufe des Lebens nutzen sie sich ab. Schon in der Kindheit fallen sie reihenweise aus. Blutende Stummel. Zweite Zähne gibt es für den Menschen nur einmal.

Aber die Menschen verfügen nicht nur über Zähne, um sich zu wehren. Sie haben alle auch Blessuren. Sie sind beschädigt. Sie kommen schon gebrochen auf die Welt – und gehen aus dieser Welt, ohne Ruhe gefunden zu haben. Sie tragen unsichtbare Narben davon, die ihnen die Welt zugefügt hat und die sie nicht mehr loswerden können. Sie verlassen die Welt mit diesen. Paul Auster hat im *Winterjournal* (2013), dem zweiten Band seiner Erinnerungen, das Leben als eine Geschichte des Körpers und seiner Häutungen und Narben erzählt. Als frommes Kind habe ich in der Laurentius-Kirche immer zu einem Narbenmann, zum heiligen Laurentius nämlich, aufgeschaut und mich gewundert, dass er seine eigene, ihm von Folterknechten abgezogene Haut, wie Vater mir mit gedämpfter Stimme erklärte, wie einen Mantel, einen Narbenmantel über den Arm geworfen trug. Wer könnte eine solche Prüfung so anmutig wie ein Heiliger bestehen?

Darum werden wir wachsam gemacht. Wir üben den Angriff und den Rückzug. Und das Fletschen der Zähne. Wir fliehen vor der Androhung von Verletzungen. Wir müssen lernen, Zähne zu zeigen und zu gebrauchen. Wir ziehen uns zurück in die Kerker der Endlichkeit. Hieß nicht der erste Roman der amerikanischen Schriftstellerin Zadie Smith *Zähne zeigen* (2000)? Ein schöner, fast schon pädagogisierender Titel! In diesem Buch laborieren die Protagonisten an zahllosen Bisswunden und phantasieren in ihrem Elend Wirklichkeiten, die Schutz bieten. Und rein sind und fern. Und aus uns kommend in den Himmel drängen.

Und immer noch drängen. Der Mensch besteht, man kann das so sehen, aus zwei Teilen. Diese sind nicht im Gleichgewicht. Einer ist verloren gegangen. Mit jeder geliebten Person, die geht, wird das Anwesende geschmälert und das Abwesende größer. Und mit jeder geliebten Person, die in ein Leben tritt, ist Schmerz ob der Möglichkeit eines Verlustes ein ständiger Begleiter. Immer transportiert das Kommende Abwesendes mit. Die Präsenz misst sich an einer imaginären Absenz.

Deshalb plagt der Schmerz. Deshalb diese Sehnsucht. Deshalb diese geheimnisvolle Parusie. Deshalb nicht nur eine Erwartung Christi, sondern Erwartung überhaupt: nach Reinheit, nach Entrückung, nach Glück, nach lustvoller Ewigkeit, in sich oder außer sich. Denn während man mit einem Teil vom Himmel träumt, lebt man mit dem anderen auf Erden. Dieser ist den Bissen der Welt ausgesetzt. Ausgespannt zwischen Leben und Tod, zwischen rein und unrein.

Die Welt ist eine dunkle Höhle. Sie entlässt aus sich eine zähnefletschende Meute von Hunden. Schreiend werden andere Welten aufgerufen. Das Leben spiegelt Versatzstücke des Himmels und Gesichter der Hölle. Erinnerungen sind zweideutig und zweischneidig. Man kann ja den Himmel nicht erinnern. Er ist alles andere, als was ist. Angelus Silesius, der schlesische Mystiker, prägte zwar den Satz »Wenn ich in Gott vergeh', so komm' ich wieder hin, wo ich in Ewigkeit vor mir gewesen bin.« Wie unendlich schön! Wie dunkel und dennoch klar! Dieser Satz wird mir immer bleiben. Denn er ist der von Ursula, meiner geliebten Ehefrau, selbst gewählte Trauerspruch auf ihrer Todesanzeige. Ursula hat sich damit in den ewigen Strom des Lebens hineingebettet – nachdem die Welt maßlos zugeschnappt hat. Wie von einem großen Tier wurde Ursula gepackt und nicht mehr hergegeben. Soll ich das alles erinnern? Meine geliebte Ursula! Könnte ich Dich, Liebste, nur fragen, könnte ich Dir das nur vorlesen! Erinnern ist für mich keine Freude. Ich schreibe nicht zum Vergnügen und nicht aus Eitelkeit. Es sind nicht die Liebkosungen des irdischen Lebens, sondern die Blessuren, die zur Sprache kommen. Erlebnisse, die das Leben schwer und mitunter unerträglich machen. Und ob deren Prüfungen wir uns ja geliebt haben.

Ich traf im Verlaufe unseres Weges vom Leben zum Tod auf ein Inneres, von dem ich bis jetzt nichts wusste. Eine Sucht, eine Sehnsucht. Einen Schmerz. Eine Pein. Ich fliehe es. Ich habe Ursulas Doppelgrab, in das auch ich zu liegen komme, mit meinen Kindern ausgesucht. Ich habe fliehende Wolken gesehen und ein Donnern gehört. Wie wär's hier? Wie wär's dort? Da werden wir liegen. Das ist doch ein wundervoller Platz zum Totsein. Ach, Ursula, jetzt bist Du noch allein. Wer hat Dich so geschlagen und Dich mit Plagen so übel zugerichtet? Bald wird unser Grab eine offene Wunde sein und sich ein erstes Mal zu schließen versuchen. Ich werde zu Dir kommen, ich muss weinen und könnte sterben, wenn ich an unserem Grab stehe, wo Ursula ist und ich hinkomme, vielleicht bald, jedenfalls früher oder später. Ich falle wie ein Stein zu Dir, Liebste, hinein. Das Herz ist ein einsamer Jäger, das weiß nicht nur Carson McCullers in ihrem Roman: die Liebe, der Schmerz der letzten Monate, Deine inständig wiederholten, fruchtlosen Versuche, Dich gegen das Gehenmüssen zu wehren, das Heimgehen.

Deine Füße! Wie sind sie noch wehrhaft und schön. Fluchtwerkzeuge, wie die unter dem Bett hervorlugenden Pantöffelchen in Carpaccios *Traum der heiligen Ursula*, wo der Todesengel ins Schlafzimmer tritt. Die Schühlein leuchteten auch, wie Du mir, drei Monate vor Deinem Tod, ernst und gefasst gesagt hast: »Ich muss sterben.« Dieser Satz traf mich so, dass ich mich in alle Ewigkeit daran erinnere – obwohl ich es eigentlich wusste. Ursula, Du gabst mir dein Todesurteil bekannt. Von diesem Moment an, diesem Moment zwischen zwischen Leben und Tod, war alles anders, wie durch einen gewaltigen Donnerschlag verwandelt. Nicht die Ewigkeit ist, wie es in einer Bachkantate (BWV 60) heißt, das Donnerwort, sondern die Sterblichkeit. Wir wussten für einen Moment nicht mehr, wo wir waren und ob tot oder lebendig. Die Natur stand still, das Herz drohte zu brechen. Ein Dorn wurde mir von Dir, Liebste, ins Herz getrieben. Du hast im Spiegel gesehen, wie der Tod auf Dich angelegt hat.

Sterben muss auch ich. Die gewonnene Zeit ist eine Zeit der Bilanzierung, der reflexiven Menschwerdung angesichts einer verlängerten Frist – sofern, was ans Licht will, nicht eine Kehrtwende macht und sich wieder tief in mich hinein eingräbt; und die Erinnerung nicht rettet, wie das manche Theologen insinuieren, sondern wie Blei hinabzieht; und der Narbenmantel, den Laurentius so anmutig dir nichts mir nichts herzeigt, nicht wieder eingefaltet wird. Aber ich bleibe dabei: Ich will über Dich schreiben. Während Du mir todwund zuschaust. Denn was ich zu erinnern versuche, ist für Dich, meine Allerliebste – die Du das nicht mehr lesen und kommentieren kannst. Immer wieder habe ich Dir, Liebste, in den letzten Monaten meine Notizen vorgelesen. Auch, wie seltsam traurig, ja, auch den Lebenslauf, der dann, dann, dann bei der Beerdigung verlesen werden sollte. Du musstest Dir Dein eigenes bald erlöschendes Leben von mir erinnert anhören. Du musstest Dir vorstellen, wie hundert Augenpaare Deinen Sarg, kiefernweiß, ohne Fenster, streicheln werden und Dich nur mehr durch mich hören, während Du bald tief in der Erde ruhst.

Du bist Mittelpunkt, Königin, wo immer Du warst. Die Gedankenschwärme sammeln sich bei Dir. Lange nach Deinem Sterben ist das noch so. Wir zwei, Du, Ursula, und ich, sind eine Zweiheit. Vom Anfang zum Ende. Zwei Leben treffen sich in uns. Auch wenn ich jetzt allein, mutterseelenallein, morgens um sieben Uhr, vor dem Bildschirm sitze – und die hinter uns liegenden Monate erinnere. Und auch wenn abends die Nacht, wie Bataille einmal sagt, einem Raubvogel gleich über ihre unglückselige Beute herfällt (2007: 61). Alles, was ich schreibe, ist durch das Tor meines Elends hindurchgegangen. Das ist mein Album, in dem abgelegt ist, was sich in mir mit Dir zugetragen hat. Und das ist viel. Und überhaupt noch nicht alles. Und rührt mich bei der kleinsten Erschütterung zu Tränen. Jetzt die von Dir so geliebten, purpurroten Malven. Ich kann mich nicht allein erzählen. Überall bist Du. Ich kann nicht einfach wegziehen an einen Ort, wo mich nichts mehr an Dich erinnert. Mich gibt es, scheint es mir, nur mehr durch Dich, die Du jetzt abwesend bist – und in Deiner Abwesenheit Dich offenbarst. Dein Album bleibt leer – obwohl Du Dir dafür viel Zeit nehmen wolltest. Unter all Deinen Medikamenten fand sich beim Wegräumen eine Schachtel mit tausend nicht angebrochenen Fotoklebern. Sie sollten der Verfertigung einer Welt dienen, die Du aufspannen wolltest: Dein Album, eine Welt des Kinderlachens, der Heiterkeit, der Erfüllung.

Nun sind sie nutzlos. Ich entsorge sie, das ist der richtige Ausdruck. Nie werden sich Bilder unseres Lebens mehr zusammenfinden in einem glücklichen Pantheon; sie verstärken nur die Traurigkeit. Ist das Abwesende wichtiger als das Anwesende? Ist es außerhalb des Anwesenden? Wird das Anwesende, das, was ist, recht eigentlich abgewertet durch das große Abwesende? Oder sitzt es wie der Tod in uns? Finden wir zum Abwesenden nur Zugang, wenn wir die Wirklichkeit, in der wir leben, auslöschen und unser Verschwinden vorantreiben? Jean Paul meint, die Erinnerung sei das einzige Paradies, aus dem wir nicht vertrieben werden können. Oder vielleicht manchmal die einzige Hölle? Muss ich nicht immer wieder das Leid meiner Ursula erinnern? Ist der Mensch überhaupt ein Wesen, dessen Kraft und auch dessen Niedertracht erst durch Abwesendes erklärbar wird? Und sind die gewährte Liebe wie auch der zugefügte Tod nicht unzweifelhafte Beweise dafür?

Der Mensch, so bin ich mir unterdessen sicher, besteht aus zwei Teilen. Diese Zweiheit nimmt unterschiedliche Formen an. Der Mensch bearbeitet diese. Als Kind existiert er, wie Hegel in der *Enzyklopädie* schreibt, in einer natürlichen Harmonie mit sich und der Welt. Er ist gewissermaßen noch Teil der Natur. Ursula springt hurtig über Stock und Stein. Das Kind, so sinngemäß

Hegel, lebt in Unschuld, ohne dauernden Schmerz. Das mag angesichts des Mädchens in Stephen Kings Roman übertrieben anmuten. Für Hegel tritt es erst mit dem Eintritt ins Jugendalter der unvermittelt zuschnappenden Welt gegenüber. Diese fügt ihm Schmerzen zu, ohne Vorwarnung, sobald die nährende und schützende Plazenta verlassen ist. Der bedrohte Mensch hält Ausschau nach Fluchtwelten. Er braucht eine zweite Welt. Als Kind habe ich in einem Buch über Okkultismus Fotografien von Menschen gesehen, die eine Art weißliche Schaumblase aus ihrem Mund entließen. Gibt es entsprechende Bilder nicht auch vom Heiligen Geist, wie er aus hundertfachen Kehlen jubiliert? So stellt sich mir die Geburt von Zweitwelten dar. Sie entfliehen dem Gehirn durch den Mund. Im Sterben öffnet sich der Mund der Sterbenden weit. Es ist nicht Atemnot. Es werden Welten geformt und wie Seifenblasen aus dem Mund entlassen. Die Blasen zehren die Lebenswirklichkeit aus und werden größer und größer, bis diese Welt in ihrem Schatten verkümmert oder gänzlich verschluckt wird – so wie auf einem Gemälde von Francisco Goya der göttliche Saturn einen seiner irdischen Söhne verschlingt, und nach und nach alle bis auf Jupiter, der ihm entkommt. Weil ihm prophezeit wird, dass ihn seine Söhne entmachten, was der überlebende Jupiter der Mythologie nach dann auch tut.

Die Suprematie einer überirdischen Zweitwelt ist lebenslang übermächtig. Es existiert eine Welt, die uns bestimmt, wie glänzend wir immer agieren. Im Alter vielleicht, wenn der Aktionsraum bescheidener wird, entfällt der Nährboden für sie. Die Zweitwelt trocknet aus. Blätter fallen. Teile von ihr fallen krachend auf die Erde oder werden frohlockend wie verbrauchte Kleider entsorgt. Ursula hat mir zum sechzigsten Geburtstag einen sich schon lange in unserem Besitz befindlichen Totenschädel von einem ihr lieben Künstler, vom »little pauvre cochon«, wie er sich nannte, bemalen lassen. Wir lieben uns noch im Tod, und ich werde, liebe Ursula, wenn Du vor mir stirbst, Deinen schweren Kopf an mich drücken. Und nun bist Du vor mir gestorben. Im Unsichtbaren wohnt das Sichtbare, und im Abwesenden erschließt sich das Anwesende.

Der Mensch ist nicht, was er ist, und auch nicht, was er sein möchte. Er ist, wie es die Kulturanthropologie zu sagen pflegt, ein Mängelwesen, unvollständig. Etwas fehlt ihm gegenüber der Vollkommenheit Gottes und dem vollständig in seine Instinkte eingebundenen Tier. Man hat ihm etwas vorenthalten. Oder weggenommen. Nicht nur etwas, sondern die Hälfte, vielleicht sogar die bessere Hälfte. Nun ist er ein Torso, ein Fragment. Nun sucht er sich zusammen. Der verlorene Teil signalisiert ihm seine Koordinaten: Hey Du, hier bin ich! Als Schmerz. Ja, als Weltschmerz, das ist schon das richtige Wort. Das Weggenommene ist wie über ihm: ein Baldachin, die ewige Seligkeit, ein großmächtiges Antlitz, was auch immer. Den Menschen hat jemand, die Evolution oder Gott, aus diesem Himmel ausgestoßen und auf die Erde herabgezwungen. Unangepasst an diese Zähnewelt fühlt er sich unwohl. Der Himmel wurde, wie es in der Offenbarung heißt, weggezogen und zusammengerollt. Er ließ sich nicht mehr schauen, sondern nur mehr phantasieren, einschließlich des Herrschers über Himmel und Erde, Gott. Gott ist das absolut Ferne, das absolut Fremde, wie der jüdische Philosoph Lévinas nicht müde wird zu betonen. Toto aliter: das ganz Andere, das Unvorstellbare. Gnade und Nemesis.

Wir sind Sklaven einer ungesehenen, einer verborgenen Exteriorität. Nicht nur unvollständig, wie es die theologische Anthropologie insinuiert. Hat nicht der jüdische Philosoph Emmanuel Lévinas unter dem Titel *Totalität und Unendlichkeit* einen Versuch über die Exteriorität gewagt und dort auch eine Phänomenologie des Außen vorgelegt, die das menschliche Antlitz in den Mittelpunkt stellt? Es gibt tausend andere Beispiele dafür. Kürzlich habe ich, in ziemlicher Kälte, es ist der

10. Januar, einen längeren Ausflug in die Wälder meiner Kindheit, mein Transsylvanien unternommen und bin Wege gegangen, die wir schon zu zweit, gelegentlich auch zu viert, an schöneren, an lichtvollen Tagen befahren haben. Obwohl der Nebel aus dem Thurgau das Toggenburg langsam verschlang, habe ich mit Wehmut die gemeinsamen Fahrten erinnert und bemerkt, dass das Schöne doppelt so schön ist, wenn man es sieht und gleichzeitig mit den Augen von anderen sieht.

Vielleicht ist die Zweiheit am stärksten, wo sie von etwas Drittem, von großer gemeinsamer Freude oder gemeinsam geteiltem Leid, zehrt. Ich erinnere mich, wie ich auf einer Bergbahn, eingezwängt von Chinesen oder Japanern, die felsigen Hänge mit deren Augen gesehen habe in einem, ich übertreibe, tausendfach vervielfältigten Glanz. Schlaflos, wie ich seit Tagen bin, fallen mir Kamo no Chomei's *Aufzeichnungen aus meiner Hütte* aus dem Japan des 12. Jahrhunderts in die Hand. Ich lese dort den Satz »Von denjenigen, die eine geliebte Ehefrau oder einen geliebten Ehemann hatten, stirbt immer die Person zuerst, deren Liebe die tiefere war; denn diese stellte sich stets an die zweite Stelle und überließ aus Mitleid dem andern das wenige Essen, das übrig geblieben war« (19). Ist das ein Trost für mich? Nein. Aber Ursula ist vor mir gestorben. Ich habe sie geliebt, sie hat mich geliebt, das ist die Wahrheit. Sonst müsste ich jetzt nicht klagen. Das Zurückbleiben ist Elend und Ansporn. Wer stirbt, stirbt einmal, wer zurückbleibt, tausendmal.

Nie werde ich getröstet von Ursula sterben können. Wie immer der Tod dem Menschen alle Angst und Trauer um das Leben wegnimmt, er löst diese Schmerzen nicht auf, sondern verschiebt sie auf die Überlebenden. Ließe sich behaupten, dass, wer geliebt wird, einen schwereren Abschied von dieser Welt nimmt als der Ungeliebte? Eine sonderbare und eigentlich nicht zu rechtfertigende Zumutung! Ist es merkwürdig oder symptomatisch, dass, wenn Ursula mit schwerem Atem da ist und neben mir einschläft, ich gut schlafen kann und sie erst, wenn sie abwesend ist, mir den Schlaf raubt? Abwesend anwesend ist die Kurzformel für diese Erfahrung. Sie ist von absoluter Dominanz. Alles resultiert aus ihr: die Unruhe; die Doppelwelt; die Religion; die christliche Heilsgeschichte; der Phantomschmerz und der Weltschmerz.

Der Mensch, so wird behauptet, sei die Krone der Schöpfung. Er, dieser späte Gast auf Erden, hat zwar aufrecht gehen gelernt. Die Augen sind ihm nach vorne gewachsen und ermöglichen ihm ein stereoskopisches

Sehen. Dadurch hat das Gehirn Platz gefunden, zu wachsen und sich frei zu entfalten und zu denken. Und eine beweglich gewordene Zunge in einer geräumigen Mundhöhle führt das Denken ins Sprechen über und umgekehrt. Die Zunge in der Höhle des Mundes ist rastlos und formt Signale, Rufe, Hilfeschreie.

Der Mensch lernt, Zähne zu zeigen, oder auch sie höflich zu verbergen. Er merkt, dass er prinzipiell unbehaust ist, unbestimmt und unvollkommen. Selbst die Zunge will sich lösen – wie die den Mündern der Apostel enteilenden Pfingstzungen, deren Bild mir aus einer Kinderbibel lebhaft vor Augen steht. Je feiner und höher eine Kreatur sich entwickelt, umso empfindlicher wird sie für Schmerz. Der Mensch leidet an einem Phantomschmerz, den ihm ein weggebrochener Teil seines Selbst macht. Er hat Bisswunden. Seine Nacktheit will er bedecken, denn sie ist nicht rein, sondern vernarbt. Er ist ein Fremdling unter all den wehrhaften Kreaturen, welche die Natur hervorgebracht hat. Sein Leib zeigt ihn in seiner Verletzlichkeit gegenüber den wehrhaften Kreaturen, die ihn umgeben. Er muss im Unterschied zum Tier – ganz zu schweigen von Gott – seine Vollkommenheit, das, was über ihm ist, denken, imaginieren und formulieren. Den Pelz, der ihm nicht wächst, muss er sich selber verfertigen. Er entwirft bunte und vielfältige kulturelle und religiöse Phantomwelten, die er erfüllt mit seinen Träumen. Mit Engelchen ohne Zähne, aber mit Kussmündchen und butterweichen Ärmchen.

Und er sucht und sucht nach jenem Menschen, der ihm das Verlorengegangene wiedergeben könnte. Denn nicht einfach überleben will er – und wollen wir –, sondern leben und erleben und glücklich sein. In der Welt. So sucht man und sucht man und verliert und verliert. Der Tod und die Liebe, sie teilen ein gleiches und dennoch ganz unterschiedliches Los. Wer liebt, verzehrt sich in Sehnsucht nach der oder dem Geliebten; wer durch den Tod seine geliebte Person verliert, verzehrt sich im Schmerz des Verlustes. Deutlich wurde mir das am Tod von Mutter, von Mama, wie ich Mutter erst nach ihrem Tod zu nennen wagte.

MAMA ▪ Mutter hat mich zur Welt gebracht und den Sinn für das Andere, das Jenseitige, das Transzendente geweckt. Sie war meine Schutzmantelmadonna, unter der ich mich angesichts einer zähnefletschenden Welt immer wieder verkriechen wollte. Das letzte Mal, als ich Mütterchen, wie ich Mutter ab einem bestimmten Zeitpunkt nannte, besucht habe, war sie leicht wie ein Seufzer, so fein und ätherisch, dass ich sie wie ein kleines Kind auf den Arm hätte nehmen und wegtragen können. Weg aus ihrem Bett und hin in eine lichte Wirklichkeit. Vielleicht wäre ich mit ihr im Arm kurz noch gestolpert und hätte gesagt: »Hoppla.«

Das hätte Mütterchen sicherlich amüsiert und mich auch. Mütterchen als beschwingte, heitere Kunstfigur! In einer Sendung über schwere Erkrankungen wurde kürzlich geschildert, dass viele Kinder ihre Eltern in dieser Situation erstmals im ganzen Leben sich berührend und zärtlich miteinander umgehend gesehen hätten. Der Austausch von Zärtlichkeiten ist nicht nur, was die Eltern betrifft, den Kindern verborgen geblieben. Dass die Kinder deswegen keine Zärtlichkeitsschule erlebten, war gegeben; die Schule der Zärtlichkeit ist eine Schöpfung des Leids. Ein bisschen Rache wäre beim Stolpern über die Schwelle mit dabei gewesen. Denn ich kann nicht behaupten, dass in unserer vielköpfigen Kinderschar den Kindern mehr Zuneigung zuteilgeworden wäre, als unbedingt notwendig war.

Ich war bestimmt nach der Abstillzeit nur mehr ganz selten in Mutters Armen, wie sehr ich auch schreiend meine Ärmchen aus dem Gatter emporreckte. Wie ein Vögelchen ohne Flügel! Seltsam, wie Ursula diese Bewegungen auf dem Sterbebett zu wiederholen schien. Das Gesicht meiner Mutter hat mir unsagbaren Frieden und Geborgenheit bedeutet. Mutters Arme hingegen haben in meinem Leben, jedenfalls soweit ich mich erinnere, nie eine Rolle gespielt. Nie bin ich, der älteste Sohn, dem in schneller Folge vier Brüder ins Leben purzelten, liebend geherzt worden. Schon gar nicht, als ich erwachsen war und mit Ursula am Arm nach Hause kam. Ursulas Arme haben mich umso fester empfangen und gehalten – wie wenn ich jeweils von einer langen und gefahrdrohenden Reise endlich nach langer Zeit zurückgekommen wäre. Auch Myriam und Lukas, unsere beiden Kinder, schnurrten in ihnen. Auf dem Sterbebett versuchten Ursulas so fein gewordene Ärmchen wie mit letzter Kraft etwas zu fassen. Sie schwebten wie schwerelos über der Bettdecke. Und beruhigten sich, wenn sie Halt in anderen Händen fanden.

Jetzt plagt mich ein Phantomschmerz. Vielleicht lassen sich für eine Beschreibung meines Erlebens bessere Worte finden. Unter einem Phantomschmerz versteht man die Empfindung, eine amputierte Gliedmaße sei immer noch am Körper vorhanden, bewege sich noch und empfinde allenfalls Schmerz. Mütterchen wurde aus meinem Leben weggenommen. Ist sie noch da? Ja, jetzt sitzt mein verstorbenes Mütterchen in meinem Kopf und treibt mich wiederholt zu Phantomhandlungen an. So erwache ich und meine, ich müsse mit Mütterchen telefonieren. Oder sie besuchen. Mütterchen treibt, was sie im Erdenleben nie getan hat, Schabernack mit mir. So schrecke ich nachts auf und glaube, mein Mütterchen um Hilfe rufen zu hören. Oder ein Fensterladen bewegt sich, und ich glaube, Mütterchen bewege ihn und wolle herein, herein zu mir. Oder Mütterchen liegt auf einem ungeheuren Bett, einer Art Katafalk, inmitten des Wohnzimmers, wie auf einer Schaubühne.

Dass ich jetzt, nach ihrem Tod, so häufig an sie denken muss, häufiger als je vorher, als sie noch unter uns weilte, ist vielleicht ein Zeichen eines Versäumnisses. Hat sie sich zu wenig um mich gekümmert oder ich mich zu wenig um sie? Irgendwie schmerzt diese Frage. Aber sie hält auch das Gedächtnis wach. Möglicherweise trägt Mütterchen diese Frage auch im Himmel mit sich herum. Mutter evoziert immer noch endlose Aneinanderreihungen von Gedanken. Seltsam, dass Thomas Bernhard angesichts des Unfalltodes seiner Mutter ziemlich pietätlos behaupten kann, dass er eine Bindung zu seinen lebenden Eltern hatte und nicht zu toten, stinkenden Leichnamen (1978). Bei mir ist es umgekehrt. Entsteht doch gerade mit dem Ableben einer geliebten Person ein unstillbarer Schmerz, eine Sehnsucht, die gerade aus dem Gehen resultiert. Für Peter Handke andererseits beginnt die Beziehung mit seiner Mutter erst nach ihrem Tod. Das schreibt er in einem Text mit dem merkwürdigen Titel *Wunschloses Unglück* (2001).

Unglück ist doch auch ein Resultat von erinnertem oder herbeigehofftem Glück. Wer liebt, liebt schon die pure Anwesenheit. Und wer leidet, leidet schon an der puren Abwesenheit. Auch bei mir gewann Mutter in der Erinnerung. Sie wird gewissermaßen in ihr heiliggesprochen. Das Abwesende hat eine eigentümliche Leuchtkraft und seinen eigenen Schmerz. Haben vielleicht Bestattungen den Sinn, Phantomschmerzen kurzzeitig zu besänftigen? Der Mensch ist das einzige Wesen, das seine Mitmenschen und selbst seine Feinde bestattet. Mutter wollte nicht ins Familiengrab zu Vater, ihrem Mann. Irgendwie hat ihr das Angst gemacht. Wie wenn Vater sich noch im Grab an sie geklammert hätte! Oder sie drangsaliert hätte! Hat er meinem Mütterchen denn nicht schon im Leben viel genommen?! Mit ihren neun von ihm gezeugten Kindern, Kindern, wovon ich eines bin?

Der Wiedergutmachungspraktiken gibt es viele. Ist vielleicht die Nekrophilie der verzweifelte Versuch, den Phantomschmerz durch das Aufbewahren eines verstorbenen Körpers oder einzelner Gliedmaßen zu bannen? In der Katharina von Siena geweihten sienesischen Kirche lässt sich der konservierte Zeigefinger Katharinas in einem Reliquiar besichtigen. Zum Zeichen des Einverständnisses einer Vermählung mit Gott soll ihr Jesus seine Vorhaut an den besagten Finger gesteckt haben. Darum seine Aufbahrung. Auch Katharinas Haupt ist auf einem Altar ausgestellt, was den meisten Besuchern unbekannt ist. Ist es überhaupt noch dort? Um den Phantomschmerz der Gläubigen zu lindern? Oder um ihn erst richtig wachzuhalten? Evita Perón, die Argentinien an der Seite ihres Mannes so außergewöhnlich in ihren Bann zog, wurde nach ihrem Tod mit all ihren Organen einbalsamiert, konserviert und lebensähnlich gemacht. Ein Bildhauer fertigte darüber hinaus täuschend echte Wachskopien an, die sich nur durch Röntgenbilder von der Leiche Evitas unterscheiden ließen.

Juan Perón soll seine Evita in einem Zimmer seines Palastes aufgebahrt haben und sie außerdem auf längeren Reisen mit sich geführt haben. Außerdem soll Evita Monate nach ihrem Tod geschändet worden sein. Bin ich denn krank, wenn diese Geschichte mich beschäftigt? Kann ich denn schlafen ohne Ursula? Könnte sie tot an meiner Seite sein? Bleiben? Ich kenne Eltern, die nicht nur die Haare ihrer Kinder aufbewahren, sondern auch deren Zähnchen. Zähne wachsen ja einmal nach, die Kinder brauchen sie im Leben, um zuzubeißen. Nicht wenige Eltern oder auch Zurückbleibende lassen das Zimmer ihrer Kinder oder ihrer Geliebten in einer sonderbaren Weise unberührt. Da liegt noch alles, vom Teddy bis zum Schulranzen, vom Kalender bis zu den letzten Notizen für den Einkauf.

Mein Adressbuch ist voll von Toten. Unser Anrufbeantworter meldet sich, wie ich mir sagen ließ, da ich mich selber ja nicht anrufe, mit der Stimme meiner verstorbenen Ursula. Nummern, die niemand mehr anwählt, besitzen wir in unseren seit Jahren weitergeführten Adressbüchern viele. Tue ich es trotzdem aus Versehen, meldet sich eine ernste Stimme, die mir mitteilt, dass diese Nummer nicht mehr gültig sei. Aber die Telefonnummern halten ihre ursprünglichen und nun gestorbenen Besitzer in Erinnerung und frischen den Schmerz auf. Häufig erleiden sie das Gegenteil des Vergessens. Es ergeht ihnen wie Immanuel Kant mit einem ihm lieben, langjährig bei ihm beschäftigten Diener, den er wegen finanzieller Unregelmäßigkeiten entlassen hatte, aber nicht vergessen konnte. Er vermisste ihn so sehr, dass er über der Tür zum Esszimmer eine Banderole mit der Aufschrift »Ich muss diesen Diener vergessen« aufspannte. Auch die auf das Ableben folgende Reorganisation der privaten Lebenswelt, in der alles ausgeräumt wird und die Erinnerungen, seien es nun Fotografien oder auf dem Schreibtisch abgelegte Texte, seien es Kleider oder Schuhe, in einer geheimen Wut gelöscht, zerstört oder verbrannt werden. Das Ehebett wird verkauft, der Lehnstuhl verschenkt, Bilder werden abgehängt und die Wände neu gestrichen.

Überhaupt da – das ist der Generalnenner aller großen Liebe. Lebend oder tot. Die Liebenden versuchen, aufgeweckt aus dem tiefsten Schlaf, sich kurz zu vergewissern, ob ihre Körper noch da sind. Sie strengen sich an, den Atem zu hören oder sich gegenseitig kurz zu berühren. Säuglinge und kleine Kinder erhalten bei uns, um gut zu schlafen, ein Tüchlein, das den Geruch Mamas aufgenommen hat und das sie sich dann, es fest umklammernd, selber zum Gesicht führen. Eben von der Apotheke zurück, in der sich meine geliebte Ursula etwas bestellen musste, habe ich gedacht, wie todtraurig ich wäre, wenn niemand da wäre, niemand mich erwarten würde.

Nun ist es so. Dass überhaupt jemand da ist, dass jemand auf einen wartet, was für ein Glück, verglichen mit der so weit verbreiteten Einsamkeit. Diese ist nicht selten schlimmer als der Tod – der soziale Tod, wie das in der Einsamkeitsforschung genannt wird. Wohl jenen, die sich auf diese Eventualität vorbereitet haben. In Hamburg, so eine mir in diesem Zusammenhang gebliebene Nachricht, soll ein Mann verstorben sein, den man erst nach fast einem Jahr tot in seinem Haus aufgefunden hat. Im Wohnzimmerfenster soll noch ein mit elektrischen Kerzen geschmücktes Christbäumchen geflackert haben. Der Mann saß, besser lag auf seinem Sessel vor einem noch flimmernden Fernseher. Der dortige Pfarrer, nach dem ganzjährig brennenden Christbaum befragt, meinte, ganz im Sinne des Werbeslogans von Toyota, heute sei eben nichts unmöglich.

Mutter konnte sich an das Umarmen und Herzen, wie es in den achtziger Jahren üblich geworden ist, nie gewöhnen, und ich, das hat sich tief in mich hineingesenkt, auch nicht. Immer noch erschrecke auch ich, wenn jemand mich begrüßend umfasst und berührt. Ich beobachte das auch an anderen Menschen, die zufällig oder offensiv unvermittelt berührt werden. Mütterchen soll bei meiner Geburt – mein Bruder Niklaus wurde übrigens auf dem Tisch geboren, an dem ich jetzt sitze – gefragt haben: »Hätt's Chlumpfüessli?«, eine Frage, deren Grund mich lange, ja heute noch beschäftigt. Ob Mütterchen in meiner Person Unheil oder gar einen kleinen Teufel vermutete? Ob sie gar den ominösen Pferdefuß meinte, den der Teufel bekanntlich unter seinem Gewand versteckt? Hätte er eigentlich nicht die Macht, sich seine Klauen rot bemalen zu lassen? Oder als verführerische Teufelin aufzutreten? Sonderbar, dass der Teufel immer ein Mann ist. Wurde Adam im Paradies doch verführt von einer pradatragenden Frau und nicht einem pradatragenden Teufel – eine Verführung, die bekanntlich die Lesart der Weltgeschichte von Grund auf veränderte. Weil jeder Mensch Sünder ist, so lapidar der Theologe Karl Rahner in seiner *Theologie des Todes* (1958: 169), stirbt er. So kann man es sehen. Vielleicht bringen Berührungen Heil oder Unheil. Die Episode aus dem Johannesevangelium, die unter dem Titel »Noli me tangere« bekannt ist und insbesondere in der Malerei zu vielen Deutungen Anlass gab, ist für mich die zutreffendste Darstellung dieses geheimnisvollen Satzes.

Es ist der auferstandene Christus, der zu Maria Magdalena, die ihn berühren will, diese Worte sagt (sich also dem Wunsch verweigert, seine irdische Präsenz zu beweisen), sich damit ausgießt, entleert ins Ewige, ins Unendliche und dort leuchtet wie das Morgenrot heute. »Die Augen unserer Mütter durchdringen Herzen und Gedanken, sind unser Gewissen, richten und lieben, die Mutter schaut auf den Sohn, wenn er die ersten Schritte macht, und später, wenn er seinen Weg sucht, sie schaut, wenn der Sohn weggeht« (Rozewics 2009: 11). Aber Mutters Augen waren – Mütterchen, verzeih mir das – nicht selten misstrauisch und abweisend; vielleicht weil sie genau wusste, dass sie mir nie jene Liebe hat geben können, die ich nun offensichtlich von jemandem erhielt, wo sich Schönheit und Schweigsamkeit in einer unübersehbaren Weise paarten.

Gut erinnere ich mich an die erste Begegnung mit Ursula vor der Kirche des Dorfes, wo unsere Familie, als ich bereits fünfzehn Jahre alt war, zugezogen ist, an die Prozession nämlich, bei der vier weiß gekleidete und mit einem blauen Gürtel gezierte Mädchen eine Lade mit einer leicht schwankenden, fast lebensgroßen, wohl aus Keramik geformten Madonna vor der Kirche abstellten. Wie die stehende Madonna uns mit ausgebreiteten Armen und einladend entgegengekehrten Handflächen in einem mit goldenen Sternen besäten Kleid empfing – ich erinnere mich gerne an dieses himmlische Bild. In einem Kleid, unter dem, daran erinnere ich mich genau, kleine Füßchen hervorlugten, von denen einer, der rechte, auf eine speiende Schlange trat. Etwas unheimlich war das schon.

Aber da war Ursula. Ursula war meine Madonna. Vom Scheitel bis zur Sohle. Noch nach dem Tod von Ursula lugten ihre Füße mit rot lackierten Zehennägeln seltsam lieblich unter der Bettdecke hervor. Das war, in der schmerzlichen Situation, in der ich mich befand, schon sehr verwunderlich. Warum nur bleiben bei schwersten Krankheiten Füße so, jedenfalls bei Ursula, so rein und schön? Füße halten es ganz offenbar am längsten aus in dieser Welt. Man lebt, so weit die Füße tragen. Madonnen haben mich immer gefesselt in ihrer Reinheit; unter all den Heiligen, die wir beim sonntäglichen Kirchgang in einer Mischung aus Neugier und Abscheu betrachteten, konnten die Kinderaugen an der schönen und reinen Madonna sich nicht sattsehen. Ist vielleicht das Frauenbild bis in die fünfziger Jahre hinein von der heiligen Maria, der eine unbefleckte Empfängnis zugeschrieben wurde, geprägt worden? Und von Berninis *Verzückung der heiligen Theresia*? Leuchtet etwas von diese Verzückung nicht immer noch auf in den Videoclips von Madonna, der lasterhaften Popdiva des ausgehenden zweiten Jahrtausends? Oder gar noch in Lady Gaga mit ihren fluoreszierenden Zehennägeln, die im Dunkeln leuchten?

Madonnen waren gewissermaßen das Gegenbild zur herumhetzenden Mutter und ihren vielen, nicht unbefleckt empfangenen Kindern – wurde doch in der Zeugung, wie wir im Religionsunterricht lernten, die Erbsünde wie eine ansteckende Krankheit übertragen. Es ist merkwürdig, daran zu denken, dass die Erbsünde so etwas wie ein Teufelsaids sein könnte. Aber so abwegig ist der Gedanke angesichts der Verhütungsvorstellungen der katholischen Kirche ja auch wieder nicht, nicht nur in Afrika. Nun ist Mütterchen gestorben. Sie wurde immer leichter und durchsichtiger. Ich könnte nicht mehr in ihr wohnen, wie ich das neun Monate durfte. Ein kleiner Windstoß schon hätte sie in den Himmel gewirbelt. Geblieben wären die Pantöffelchen, die Mutter immer, auch als sie nicht mehr aufstehen konnte, unter ihrem Bett hatte und die immer so schön und süß hervorlugten wie in dem erwähnten Gemälde von Vittore Carpaccio in der Galleria dell'Accademia aus dem Zyklus *Die Geschichte der heiligen Ursula*, wo der im Zimmer niedergegangene, geflügelte Todesbote erscheint und die roten Pantöffelchen wie eine Abwehrwaffe vor Ursulas Bett stehen, wie zur Flucht parat gestellt. Gerne hätte ich den so prächtig herausgeputzten Todesengel einmal mit einem Tropfständer gesehen!

Carpaccio weckt weitläufige Assoziationen. Hat nicht auch *Malte Laurids Brigge*, der träumerische Protagonist im gleichnamigen Buch von Rainer Maria Rilke, eine Studie über Carpaccio verfasst? Das lesen wir jedenfalls bei Rilke (19). Rainer Maria Rilke! Was für ein ausnehmend schöner Name. Und gibt es da nicht ein Märchen, wo sich die böse Stiefmutter in roten Schuhen zu Tode tanzt? Wie immer, die Pantöffelchen bilden eine Schranke zwischen dem Todesboten und der heiligen Ursula. Eben habe ich die von Ursula so geliebten rot gelackten Hausschuhe in unserer Wohnung so platziert, wie wenn Ursula gleich kommen könnte. Oder jemand anders. Jetzt sind sie mein Schutz, meine Erinnerung an eine Göttin, die darin stand und lief. Nie mehr kommt sie. »Ich muss sterben«, hat mir Ursula schon an Weihnachten gesagt. Und jetzt, erst jetzt erfahre ich wieder eine leibhaftige Kraft Mutters, die sie so, fast verweht daliegend, als sie noch lebend unter uns weilte, nicht hatte. Es ist merkwürdig, aber wenn Mütterchen nicht leibhaftig da war, erschien sie mir näher. Abwesend erst anwesend. Je kleiner und schwächer sie wurde, desto mehr gewann sie an Kraft und Volumen, es ist, auch jetzt noch, eine Erscheinung, die sich entfernt und im Sich-Entfernen größer, prächtiger, glanzvoller, heller und lichter wird.

URSULA ▪ Während Mütterchen mir den Sinn für das Andere, nicht Daseiende geweckt hat, erwachte mit Ursula die Liebe und die Verlustangst. Mütterchen ist heimgegangen, ihre alles sehenden Augen glitzern noch leicht im Entschwinden. Etwa zur Zeit des Todes von Mütterchen saß Ursula bei mir und erzählte von jenen Höfen im Toggenburg, die so gar keine Seligkeit verbreiten, wie lieblich sie immer in der hügeligen Landschaft dieses Landkreises anmuten. Ursula kennt sie alle noch heute; sie hat sie aufsuchen müssen als Kind und ist mit einem Korb in der Hand durch sommerlich heiße Wälder gelaufen und durch winterlich kalte Schneewehen gestapft. Ihrem kleinen und noch schwachen Körper wurde viel zugemutet. Das Austragen von Fleisch gehörte zu ihren samstäglichen Aufgaben, genauso wie ich für ein paar Rappen mit einem Leiterwagen mit ein paar Laiben Brot unterwegs war, ob Regen fiel oder Schnee lag. Wie Ursula mit bestrumpften Beinen und langen Zöpfen zu den Kunden hochstapfte, vielleicht eine Abkürzung einschlug und unversehens bis zu den Hüften im reinweißen Schnee versank, diese Vorstellung ruft in mir nicht nur Wohlgefallen hervor, sondern evoziert auch Bilder des Schreckens. Kleine Mädchen waren nicht nur, sondern sind heute noch ein beliebtes Transportmittel einer hintergründigen Latenz von Unheil.

Der eingangs erwähnte, 1999 von Stephen King verfasste Roman mit dem Titel *The Girl Who Loved Tom Gordon*, der im Jahr 2000 mit dem Titel *Das Mädchen* in einer deutschen Übersetzung erschien, kündet, wie beim Titel *Das Mädchen* geahnt, Unheimliches, Monströses, Todbringendes an. Erzählt wird die Geschichte eines kleinen Mädchens, das sich in einem der endlosen Wälder in Maine verirrt. Das Buch beginnt mit den mysteriösen, schon eingangs zitierten Sätzen, die auch die Rückseite des Umschlags schmücken: »Die Welt hat Zähne. Und mit denen beißt sie zu, wann immer sie will.« Ein sonderbarer Anfang. Man stellt sich die Welt als riesengroßes Klappgebiss vor, das andauernd zuschnappt. Aber wahr, wahr, wahr. Die neunjährige Trisha, so der Name des Mädchens, verliert bei einer Wanderung ihre Mutter und verläuft sich im Wald. Dort irrt sie, allein auf sich gestellt, angstgeplagt herum, bis sie nach zehn Tagen, geplagt von Hunger und todbringenden Krankheiten und nach dem Bestehen monströser Gefahren, gefunden wird. Der Wald hat Zähne, und diese haben der kleinen Trisha schwer zugesetzt.

Auch in einem Märchen der Gebrüder Grimm, das den Titel *Das Mädchen ohne Hände* trägt, erfährt ein schönes und frommes Mädchen, das in Gottesfurcht und ohne Sünde lebt, grausamstes Leid. Das Böse erfasst es wie ein Sturmwind. Ihr Vater war nämlich in Armut geraten und versprach einem alten Mann, den er noch niemals gesehen hatte, der ihn aber reich machen wollte, das, was hinter der Mühle stehe – wobei er an den Apfelbaum dachte und nicht an seine brave Tochter, die dort den Hof kehrte.

Der alte Mann war nun aber der Teufel. Heute sind es wohl eher und in allen Kulturkreisen, beileibe nicht nur in Indien, die jungen Männer. An dem Tag, an dem der Teufel das Mädchen holen wollte, hatte sich dieses gewaschen, und der Teufel konnte ihm nichts anhaben. Vielleicht erinnerte der Teufel die Posen, in denen der alternde Maler Balthus (dessen geplante Ausstellung im Museum Folkwang in Essen Anfang des letzten Jahres abgesagt werden musste) noch nicht, wie er es ausdrückte, von der Gegenwart vereinnahmte Mädchen gemalt hat. Insbesondere Thérèse Blanchard. Immer wieder. Über Jahre hinweg. Balthus war mit diesem Mädchen, wie man liest, in einer seltsamen keuschen Art verbunden. Wie die Gebrüder Grimm mit ihren geplagten Kindern.

Wie nun der Teufel erneut erschien und dem Vater befahl, alles Wasser wegzuleeren, damit sich seine Tochter nicht rein waschen könne, weinte die Tochter bitterlich, so bitterlich, dass ihre Hände ob der vergossenen Tränen ganz rein wurden. Daraufhin sagte der Teufel zu dem Bauern, er solle seinem Kind die Hände abtrennen, sonst könne man ihm nicht helfen. Das gute Töchterchen sagte dem Vater, den es ja so sehr liebte: Macht mit mir, was ihr wollt, ich bin euer Kind. Und legte beide Hände hin und ließ es mit sich geschehen. Wie der Teufel zum dritten Mal erscheint, hatte das Töchterchen allerdings so lange und heftig auf ihre Armstümpfe geweint, dass sie wieder ganz rein wurden und der Teufel weichen musste.

Armstümpfe? Wie viele Mütter und Väter haben blutende Armstümpfe! Wie viele Kinder lassen sich von ihrem Vater die Hände abhauen! Wie vielen sind diese abhandengekommen, weil sie sie nie gebraucht haben, um Kinder zu herzen – sondern nur zum Plagen und Schlagen! Das Mädchen im Märchen ließ sich die verstümmelten Arme auf den Rücken binden und lief und lief, wie es heißt, bis es Nacht war. So ließ sich ihr beschädigter Leib nicht erkennen. Wie viele Kinder gehen so fort von zu Hause, mit verstümmelter Seele, mit Bisswunden, die sie ihr ganzes Leben lang plagen? Und kommen nie wieder und würden sich für ihren Vater niemals die Hände abschlagen lassen? Eher würden sie ihrem Vater das antun und ihm die Fäuste zerschlagen, mit denen er sie geschlagen hat.

Ursula wurde geliebt von ihrem Vater. Sie hat, wie häufig die Kinder auf den Höfen des Toggenburg, ihren Großvater im Totenbett waschen und ihn anziehen müssen. Dass sie sich für ihn die Hände hätte abschlagen lassen, glaube ich nicht. Ich hätte mich bestimmt mit Händen und Füßen gewehrt. Ursula hat auch ihren Vater, neben ihm liegend, drei Tage lang in den Tod begleitet – während er über drei Tage und drei Nächte den Ehering an ihrem Finger drehte, den ich meiner Ursula geschenkt hatte. Ursula war, was den Tod und das Sterben anderer betrifft, absolut furchtlos. Damals. Ursula sitzt neben mir und zeigt auf ein kleines, fast schwarzes Häuschen und erinnert sich, dort einen älteren Mann mit Hackfleisch bedient zu haben, der ihr jeweils ohne ersichtlichen Grund, vielleicht um sie zu erschrecken, seine Beinprothese aus Holz herzeigte, indem er ein Hosenbein hochzog. Wo ist sein Bein geblieben? Während dem armen, tapferen Mädchen in Grimms Märchen die Arme und Hände wieder nachwachsen, nachdem sie diese um einen Baum schlingt, ist das Bein des Bauern, an dessen Stelle nun eine Prothese sitzt, endgültig verloren. Endgültig?

Nie geht etwas endgültig verloren. Auch bei mir nicht, was Ursula betrifft. Spätestens im Jüngsten Gericht erscheint alles, was in den Weltenläuften beschädigt worden ist, unversehrt wieder. Aber auch hienieden bleibt das verlorene Glied da. Es verursacht eben jenen merkwürdigen Schmerz, den die Medizin Phantomschmerz nennt, nämlich die Empfindung von Schmerz in einer gar nicht mehr vorhandenen Gliedmaße. Das können auch Teile des Körpers sein, die keine Gliedmaßen sind, wie die Zähne, die Augen oder die Ohren. Wie das in einem abgeschlagenen Kopf aussieht, wagt man gar nicht zu denken. Ob er Phantomschmerzen im liegen gebliebenen Körper spürt oder im rumpflosen Kopf? Plausibler erscheint jene Form des Schmerzes, der in der Medizin Stumpfschmerz genannt wird, ein Schmerz, bei dem die Empfindung besteht, die nicht mehr vorhandene Gliedmaße sei noch da und lasse sich auch bewegen. Eben nicht ist sie eine Schmerzwahrnehmung im amputierten Bereich, sondern im verbliebenen Stumpf, obwohl dieser sehr spezielle Schmerz gleichzeitig mit einem Phantomschmerz vorkommen kann, so das Lexikon.

Ist nicht das, was die Bibel Sünde nennt, das vorsätzliche Hinweggeben einer himmlischen Welt? Hat der sündige Mensch des Alten Testaments nicht eine ganze Welt verloren? Spürt er in seinem armseligen und kurzen Leben nicht einen Phantomschmerz ob des abgetrennten und ins Überirdische verbrachten Paradieses? Irrlichtert dort nicht noch der verlorene Teil von ihm? Orbis non sufficit: Die Welt, in der wir leben, genügt nicht. Die Welt hat Zähne, und damit beißt sie unentwegt zu. Bei Ursulas Vater hat die Welt früh und unerwartet zugebissen. Seit seiner Jugend hatte er ein steifes Bein. Wie die Mutter von Ursula erzählt, wollte er einer kurz vor der Niederkunft stehenden Bäuerin, der es nach Kuhhirn verlangte, einer eben geschlachteten Kuh das Gehirn mit einem Beil aus dem Schädel herausspitzen, wie das genannt wurde. Er verletzte sich dabei so schwer am Knie, dass dieses ein Leben lang steif blieb – wohl auch deshalb, weil es schlecht versorgt worden war.

Er erledigte aber weiterhin mit seinem im Verborgenen unter der Zwilchhose blutenden Knie alle Arbeiten, die anfielen. So fuhr er wöchentlich mit dem Fahrrad samt Anhänger, auch im strengsten Winter, mit einem Zentner noch dampfenden Kuhhäuten von Wolfertswil nach St. Gallen, des steifen Beines wegen mit einer stillgestellten Pedale, durchs jetzt mit Brücken überspannte, fast hundert Meter in die Tiefe führende Sitterloch. Sein steifes Bein war da und nicht da und dem irdischen, dem beweglichen Bein ebenbürtig, wenn nicht sogar überlegen.

Meines Vaters Füße und Beine traten, daran kann ich mich als Kind gut erinnern, die Pedale großer Orgeln. Als Kind saß ich neben ihm auf dem Orgelbänklein. Bevor Vater – so ernst haben wir damals unseren Dad, wie meine Kinder mich heute fröhlich nennen, angesprochen – das Zeitliche gesegnet hat, fast zwanzig Jahre vor Mütterchen, hat er mir eine Tonkassette mit der Aufschrift »Orgelmusik für Peter« hinterlassen. Mit großer Bestimmtheit sagt er darauf zunächst romantische Orgelmusik aus Frankreich an, die zweite Hälfte widmet er Johann Sebastian Bach. Aber in Erinnerung habe ich eigentlich nur Füße und Beine des Vaters und die Lackschuhe, die er trug und mir für den ersten Semesterball auslieh – auf dem ich, als ich Ursula noch nicht kannte, mit einer damals verzehrend geliebten Verena tanzte. Und die Toccata und Fuge in d-Moll, mit der Vater jeweils zu festlichen Gelegenheiten die Kirche geflutet hat. Das war schon ein erhebendes Hören.

Das Abwesende übertrumpft das Anwesende in Freud und Leid. Meine Ursula hatte aufgrund der Nebenwirkungen von Medikamenten, die sie wegen ihrer Krankheit auf Dauer nehmen musste, auch noch einen Haarausfall zu beklagen. Dabei ließ sich dasselbe Resultat beobachten: Haare sind dann erst wirklich wichtig, wenn man sie verloren hat. Ursula musste sich nun mit einer Perücke befreunden, einem Gegenstand, der zu großer Verzweiflung Anlass war, aber auch zu eigentümlichen Späßen. Nicht nur, dass unsere Enkelkinder sich die Perücke überzogen, nicht nur, dass meine Enkel diese auch mir aufsetzen wollten.

Die Perücke gewann eine eigene Dignität, Schwere und Dinglichkeit. Sie wurde irgendwie wichtiger als die Naturhaare. Eine Perücke ist etwas prinzipiell Unheimliches – wie jede Art von Verkleidung. Es ist irritierend genug, jemandem die Hand zu geben und eine Prothese gereicht zu bekommen. Ich glaube, das war ein einschneidendes Erlebnis Charlie Chaplins. Wäre es nicht zutiefst erschreckend, jemanden an den Haaren zu ziehen und plötzlich seinen ganzen Schopf in den Händen zu halten?! Schöne, lange Haare sind vielen auch schon zum Verhängnis geworden. Gut erinnere ich mich an einen uns im Religionsunterricht bildlich gezeigten biblischen Königssohn, Abschalom, einen der Söhne Davids, der, obwohl er von seinem Vater geliebt wurde, ihn zu stürzen versuchte und auf der Flucht vor seinen Häschern, hoch zu Ross, sich mit seinen wehenden Haaren im Geäst eines Baumes verfängt und so, an seinen eigenen Haaren hängend, einen bösen Tod erleiden muss (2 Sam 15–18).

Hätte er doch eine Perücke getragen – die dann zum Erstaunen der Verfolger im Geäst hängen geblieben wäre! Überhaupt soll es üblich gewesen sein, Heilige, wie etwa die heilige Juliana von Nikodemien, zur Strafe an den Haaren aufzuhängen. Wehe, die Haare wären eine Perücke gewesen! Der christliche Glaube an eine Auferstehung von den Toten hat sich mit der Frage beschäftigen müssen, ob beschädigte Körper unversehrt ihren Gräbern entsteigen oder in einer Variante des den Friedhöfen entlaufenden Personals von Michael Jacksons Videoclip *Thriller* (1982): also versehrt oder unversehrt, mit oder ohne künstliche Haare, mit natürlicher Haarpracht oder aufgesetzter. Der genaue Ablauf endzeitlicher Auferstehung bleibt umstritten, aber die Vision eines auferstehenden ganzen Menschen, eines »homo totus«, ist wohl den monotheistischen Religionen gemeinsam.

Die Vorstellung, unser Herrgott hätte es bei der Auferstehung mit einer Horde von Versehrten und Krüppeln zu tun, wäre sie nicht boshaft und blasphemisch? Der Herr hat Wunden gerissen, er wird sie auch wieder heilen, so das Alte Testament (Hos 6,1–3). Der Apostel Paulus lehrt dann im Neuen die kommende leibliche Auferstehung aller Toten und die kommende Verwandlung der ganzen Welt (1 Kor 15). Ich bin mir nicht sicher, ob ich die Stelle aus dem James-Bond-Film *The World Is Not Enough* korrekt erinnere, an der Elektra, die Tochter eines Industriellen, die von Bond zu beschützen ist, gegenüber ihrem Beschützer äußert, dass sie ihm die Welt zu Füßen legen möchte. Worauf dieser mit dem Motto seines Familienwappens »Orbis non sufficit« antwortet: »The World is not enough« – das war dann der Filmtitel (1999), der nicht nur in meinem Kopf hängen geblieben ist, sondern sich als eine Art geheimes Motto nicht nur der irrwitzigen Unternehmungen von James Bond erwies, sondern auch meines Lebens.

Dass das Abwesende stärker ist als das Anwesende, dafür lassen sich beliebig Beispiele beibringen. »Orbis non sufficit« ist ein Titel für das Menschsein überhaupt. Seit es den Homo erectus gibt, wird die Wirklichkeit der Möglichkeit zugetrieben. Alle Innovationen sind ihr geschuldet, von der metallenen Speerspitze der Eisenzeit bis zur »augmented reality«, wie sie Google mit seiner Data-Brille anpreist. Wäre der Mensch mit der Wirklichkeit, wie sie ist, zufrieden, lebten wir noch nicht einmal in der Steinzeit. Es gäbe keinen Fortschritt und keine Heilsgeschichte, keinen Himmel und auch keinen Himmel auf Erden. Ein großer Teil der Bücher, angefüllt mit tiefster Sehnsucht, wäre nicht geschrieben, ganz zu schweigen von den imaginierten Paradiesen.

Es gäbe keine Theologie, keine Religion und keine Kirche, wie wir sie heute kennen, entfalten sich diese doch im Ausgespanntsein, im Zittern des Menschen zwischen dem, was ist, und dem, was nicht oder noch nicht ist. Wir durchleben, seit es uns gibt, eine endlose Parusie. Wir hoffen und hoffen, dass das Mögliche wirklich und das Abwesende anwesend wird. Die Formel »Orbis non sufficit« ist die Weltformel, mit der alles seinen Anfang nimmt. Seit einiger Zeit schon ist Ursula nicht mehr, nicht mehr neben mir, nicht hier, wo ich schreibe und wo Du, Ursula, auf dem Sofa lagst und gesagt hast, dass Du gerne da seiest, wo ich sei, und dass Du mein Computerflackern wie ein Einschlaflied genießen könntest.

Du hast zwar nicht gewusst, was ich genau schreibe, nur ungefähr, Du hast aber gewusst, dass Du vorkommst, ja dass Du recht eigentlich durch mich schreibst. Bist Du doch das Liebste, was ich habe. Und Du weißt, dass das Schreiben für mich eine Notwendigkeit ist, auch das Schreiben über Dich – konnte ich doch nie alles sagen, was ich Dir zu sagen gehabt hätte, jedenfalls bis zu diesem Zeitpunkt –, und dass ich deshalb nicht nur Dich, sondern alles daraufhin anschaue, ob ich es schreibbar machen kann, dass ich also in jener Doppelwelt lebe, die ich als menscheneigen ansehe und bei der ich vorderhand nicht sehe, wie sich die zwei Welten, die abwesende und die anwesende, zusammenzwingen lassen. Du hast auch bis zuletzt noch Tagebuch geführt – am Schluss angstvoll nicht mehr über Deine seelische, sondern nur mehr über Deine körperliche Befindlichkeit. Über die verzehrten Kalorien. Es waren immer zu wenig, Dein Körper war der unumkehrbaren Subtraktion verfallen. Deine Ernährungsprotokolle haben das genauestens ausgewiesen. Du hast gezählt und gemessen und über Deine fein säuberlich notierten Zahlen sinniert und den Tod auf Distanz zu halten versucht. Aber Schritt um Schritt kam er näher und trat in unser Leben. Er zerrte an Dir, Du wurdest immer schwächer, über die letzten Monate hinweg und dann über die letzten Wochen und Tage, wo wir alle und Du auch wussten, dass Du hoffnungslos verloren bist, dass Dein geschwächter Körper nie mehr aufholen würde, was er verloren hat.

An den Tagen vor Deinem Sterben lebte das wenige, was Du noch warst, ein schwächer werdendes Herz, ein fest arbeitendes Gehirn und ein noch liebender Geist, von Traubensaft und Wasserglace. Eines Morgens, am drittletzten Tag Deines zu kurzen Lebens, hast Du mich um sieben Uhr in der Früh angerufen und nach Eis verlangt, das ich, sobald der Supermarkt offen war, Dir gebracht habe. Und so lagst Du denn da, an einem Eisstengel lutschend, und hast einen Moment lang eine kindliche Zufriedenheit ausgestrahlt. Noch sind sie da, Deine Sachen: die Kleider, die Haarbänder, die Strümpfe, die Wäsche. Ich verstehe die Geschichte jenes Mannes, der sich nachts, wenn er nicht schlafen konnte, die Kleider seiner abwesenden Geliebten überzog. So schlief er nicht mit ihr, sondern in ihr. Seit meiner Kindheit bergen Kleider Geheimnisse – sind die Kleider doch eine zweite Haut, eine Haut, die den körpereigenen Geruch in sich aufgenommen hat. Konnte ich meine Mutter und ihre Kleider eigentlich riechen? Ich kann mich nicht erinnern, mein Vergegenwärtigungspotenzial lässt mich im Stich. Jedenfalls strömten jene von Ursula eine verhaltene, eigentümliche Reinheit aus. Ursulas Kleider hätte man eigentlich nie waschen müssen; meine jeden Tag.

ALLEIN ■ Nun bin ich allein zu Hause. Noch befinden sich einige Wäscheteile auf dem Kleiderständer. Ich werde mich mit ihnen befassen, sobald sie trocken sind. Die Hemden, die Handtücher zum Abtrocknen, Unterwäsche meiner Frau. Für wen nun? Hast Du, liebe Ursula, meine Wäsche nicht über viele Jahre, ja Jahrzehnte zusammengelegt? Nun stehe ich da und versuche, Deine Wäsche zu falten, die sich so seltsam ausnimmt, weil sich niemand mehr in sie hüllen wird. Vielleicht wären diese Dir, ob Deiner Appetitlosigkeit, so klein sie sich auch beim Betrachten ausnehmen, auch viel zu groß geworden und rutschten Dir, wie unterdessen die Jeans, die Du trägst, beim Gehen unversehens herunter, wenn sie nicht sehr fest geschnürt werden. Anlass zu kleinen Scherzen war die Vorstellung allemal, die Hosen könnten einem einfach herunterfallen. Einfach so. Bei mir während eines Vortrags, einer Vorlesung oder während nichtigerer Anlässe. Was vermutlich nicht einmal besondere Aufmerksamkeit erregen, sondern als integraler Bestandteil nicht nur eines Kunstevents, sondern allenfalls auch neuzeitlicher Schulstunden gesehen werden könnte.

Hat nicht vor vielen Jahrzehnten schon ein gewisser Rainald Goetz sich mit einer Rasierklinge die Stirnhaut geöffnet und das Blut über seinen Wettbewerbsstext in Klagenfurt fließen lassen? Das ist wohl die Zukunft der Lehrenden in den Lehranstalten, wo dann das Hosen-Herunterlassen noch zu den einfältigsten Übungen, um das Publikum zu fesseln, zählen wird. Wie immer, seit einiger Zeit nun bist Du nicht mehr neben mir, sondern dort, in einer gar nicht weit entfernten Welt, wo man immer weiß, was zu tun ist, wenn Du leidest. Ich bin nicht mehr zum Scherzen aufgelegt. Ich besuche Dich täglich, tieftraurig und doch in freudiger Erregung. Dann sitze ich mit Dir im weißen Zimmer und sehe Dich an. Du bist so schmal geworden, dass mir das Herz bricht und die Freude, Dich zu sehen, dem Schmerz weicht. Du verschwindest richtiggehend, und ich kann Dich nicht zurückhalten, so fest ich Dich auch in die Arme nehme. Du fließt richtiggehend aus in meinen Armen, liebe Liebste. Du kannst Dich nur mehr schwer aufrichten. Aber wir sind zusammen, und unsere Augen versenken sich ineinander wie nie zuvor – obwohl Du häufiger als früher wegschaust. Du willst stark sein und musst mir deine Schwäche zeigen. Du hast einen schönen, kräftigen Körper, der jetzt zerbissen und malträtiert, eine einzige Narbe ist. Deine Arme sind Schlachtfelder von vergeblichen Blutentnahmeversuchen. Die Werkzeuge der Chirurgen haben Deinen von mir so geliebten Körper geöffnet. Es tut so weh, gerade weil ich weiß, dass Du Dich Deiner Schwäche schämst. Will man doch sein Leben lang stark sein. Aber wenn Du anwesend bist, leide ich weniger darunter. Erst wenn Du abwesend bist, durchdringt mich der Schmerz. Heftig und trostlos gegenwärtig bist Du, wenn Du nicht da bist.

Nie bist Du mir so nahe und nie empfinde ich einen größeren Schmerz, als wenn ich Dich erinnere. Es mag Selbstmitleid dabei sein. Aber das bedeutet ja nur, wie unverzichtbar Du in meinem Leben geworden bist und wie hilflos ich alleine wäre. »Ich muss sterben«, hast Du mir ins Ohr geflüstert. Was für ein Stoß ins Herz, wenn Du gehst, gehen musst und ich weiß, dass die Welt zupackt, dass Du schweren Angriffen auf Deinen Körper ausgesetzt sein wirst, Angriffen, die Deinen Körper zu einer einzigen Wunde gemacht haben. Ganze Stücke sind wie weggerissen, Operationen, die zwar therapeutisch begründet, aber gleichwohl grausam sind.

Wir haben das Köfferchen gepackt, und Du hast es mitgenommen, wie seit Jahren auch in die Ferien. War das jeweils eine Freude, wenn die weiße, Kosmetik beinhaltende Frotteetasche zum Packen für die Ferien parat stand! Aber jetzt geht sie mit Dir weg an einen Ort, an dem ich nur zu Besuch bin. Und Du nimmst jene Habseligkeiten mit, die Du unbedingt zu brauchen meinst, auch die Schminksachen, um die Zeichen, die über die langen, entbehrungsreichen Nächte sich in Deinem schönen Gesicht eingekerbt haben, zu verdecken. Kein *Summertime* begleitet uns. Kein Miles Davis. Kein Leonard Cohen. Keine Haris Alexiou. Man hat Dich mir weggenommen, nein: abgehauen. Man hat Dich mir geraubt. Wer will Dich, für wen bist Du tätig? Für wen bist Du das, was Du für mich warst?

Du Welt, wer immer sich hinter Dir verbirgt, Du wirst mir das büßen. Du Welt, ich werde Dich töten. Du sollst brennen, nicht nur die Wälder in Afrika. Du hast kein Herz. Du hast eine Strafe verdient. Du bist überhaupt nicht zu bemitleiden. Du brauchst uns nicht. Und Du, Ursula, Du hast die Natur geliebt, die Dir jetzt so übel mitspielt. Das alles tut so weh, dass mir die Tränen über die Tastatur rinnen! Ich schreibe tausend Seiten über Dich und kann nicht aufhören. Eigentlich sind es die immer gleichen Worte, und darin kommen die immer gleichen Sätze vor: Schmerz, Liebe, Bleiben. Und Sterben und Tod. Wie habe ich es geliebt, wenn Du am Klavier geübt hast. In Dein Zimmer laufend – was laufe ich ziellos herum, seit Du nicht mehr da bist! –, sehe ich ein Notenblatt mit dem Titel *Tänze* auf dem Klavier aufgeschlagen mit Walzern von Franz Schubert. Der erste Walzer, den Du offenbar spielen wolltest, trägt im zweiten Takt die Überschrift: Trauer- oder Sehnsuchts-Walzer. Beim aufgeschlagenen Walzer blieb es auch. Nie mehr hast Du seit den Worten »Ich muss sterben« das Klavier angerührt, obwohl der Deckel nie geschlossen wurde.

Was muss es Schubert für eine Anstrengung gekostet haben, in seiner Gemütsverfassung Tänze zu komponieren! Mit Sicherheit galt auch für ihn, dass das Abwesende wichtiger und bestimmender ist als das Anwesende. Das Schubert-Album enthält zwanzig letzte Walzer. Deren Notation erstreckt sich über achtzehn Seiten. Das beruhigt mich; noch jahrelang, so dachte ich, kann Ursula üben, auch letzte Walzer leben ja nur, wenn sie geübt und gespielt werden. Letzte Walzer üben! Diese Möglichkeit eröffnet ein Leben, das im Durchschnitt heutzutage über achtzig Jahre dauert und sich öffnet für das Nachdenken über dieses. Ganz im Unterschied zum erbärmlich kurzen Leben von Franz

Schubert, der gerade einmal einunddreißig Jahre alt wurde. Üben? Vielleicht lässt sich Sterben üben. So wie die Kinder von Spielzeugpistolen getroffen das Tot-Umfallen simulieren. Aber den Tod?

Aber lassen wir das. Auf der Kommode im Schlafzimmer prangt, auf einem unschönen Plastikständer, Deine Perücke. Ich werde sie aus dem Schlafzimmer entfernen. Mit ihr sind bittere Erlebnisse verbunden. Schon einmal, vor zehn Jahren, brachte sie uns durcheinander. Wieder habe ich Dich, meine Liebste, in dunkler Nacht aufschreckend, gehört, wie Du im Badezimmer geweint hast beim heimlichen Anprobieren der Perücke. Eine todtraurige Szene, und es war stoßend und hilfreich zugleich, dass ich Dich dabei ertappt habe. Du hast sie Dir gerade aufgesetzt und Dich mit Tränen in den Augen betrachtet, Du, die so selten geweint hat. Du bist erschrocken, als ich erschien. Du hattest keine Zeit mehr, sie wegzulegen, Du, die Du Haare so liebtest. Und ich musste Dich trösten, indem ich Deinen angesichts dieser Situation so seltsam nackten Kopf in meine Hände schloss. Mit der Perücke hast Du Dir – darum der Schmerz, so sehe ich das – Deinen eigenen Tod aufgesetzt.

Der Perückenständer sieht für mich aus wie die Welt ohne Dich: leer. Allerdings, wenn ich im Halbschlaf meine Hand unter Dein Kissen lege, spüre ich eine seltsame, mir unerklärliche Bewegung. Im Arm? Im Kissen? Du bist da. Ich weiß, was ein Phantomschmerz ist. Und wenn ich abends meinen gewohnten Sitzplatz auf einem der Sofas einnehme, um dies und das fernzusehen, liegst Du wie hingezaubert auch wieder da, wo Du immer gelegen hast, bis ich mir einen Ruck gebe und Du Dich wie widerstrebend auflöst – und jener Riss im Kissenbezug deutlich sichtbar wird, den Du mit Deinem Kopf jeweils sorgsam verdeckt hast.

Was war im Leben nicht alles einzuhalten! Wie oft hat uns die Uhrzeit und ein kalendarisches Datum die Monate und Tage strukturiert! Seit Du krank bist, leben wir auf Zusehen. Wir hoffen auf die nächste Stunde, den morgigen Tag. Früher waren die Nächte schön und deshalb kurz. Eine Ewigkeit hätten sie dauern mögen. Heute sind die Nächte lang und schmerzlich. Einer Verkürzung, wenn nicht ihrer Abschaffung würden wir jederzeit zustimmen. Denn in der Nacht steigen die Erinnerungen hoch. Nicht nur an jene Zeiten, wo wir uns noch unbeschwert zum Schlafen niederlegten und die Kleider achtlos abwarfen – so dass sie nicht selten verstreut in der ganzen Wohnung herumlagen, wo sie am Morgen eingesammelt werden mussten. Besonders als dann auch noch Kinder da waren. Ein fröhliches Durcheinander. Und unsere Körper sich nachts aneinander schmiegten. Nein, Erinnerungen, die einen großen Schmerz und eine große Pein bedeuten.

Die Erinnerung sei das einzige Paradies, aus dem wir nicht vertrieben werden können, so noch einmal Jean Paul. Aber vielleicht wollen. Denn es gibt Erinnerungen, die sind furchtbar und weit schlimmer als das Leben, das diese Erinnerungen erinnern. Ursula, mit letzter Kraft einen Treppentritt nehmend, um, bereits todgeweiht, zu sagen: Ich kann das noch. Schaut nur her. Die Beine mit den ob der Infusionen stark angeschwollenen Füßen tragen noch. Ein paar Meter. Ein paar Schritte. Extremes, unter größter Kraftanstrengung vollbrachtes Training. Ursula mit letzter Kraft auf dem uns empfohlenen Hometrainer. Der Muskelschwund ist schon weit fortgeschritten. Zehn Minuten, höchste und konzentrierteste Anstrengung!

Wie stolz war Ursula auf die paar Minuten, die sie auf dem Hometrainer aushielt: Seht her, ich lebe noch, ich kann das und werde es Dir, Tod, zeigen! Aber Ursula und ich wussten um das todgeweihte Leben, das sich auf den Trainer hievte, mit letzter Kraftanstrengung.

Ursula nachts nach dem Erbrechen, wie hast Du mich angesehen, verzweifelt, beschämt, weil Du die Nahrung nicht mehr halten konntest. Ohne noch Zeit und Kraft zu finden, die Toilette zu erreichen. Immer war, ab einem gewissen Zeitpunkt, Gerät parat zu stellen. Es war Dir bis zum letzten Tag wichtig, Dich nicht gehen zu lassen oder den Boden nicht zu beschmutzen. Ab einem gewissen Zeitpunkt konntest Du ja gar nicht mehr aufstehen oder nur unter großen Beschwerden. Über Dein Erbrechen – manchmal ein halbes Dutzend Mal am Tag – hast Du minutiös Buch geführt: um zu erkennen, was Dir allenfalls noch bekommen könnte, was Du allenfalls behalten könntest.

Die Erinnerung daran ist kein Paradies. Sie ist schlimmer als die Wirklichkeit, in der man so leidvoll und panisch beschäftigt war. Trotzdem, wir halten uns, so gut es geht, die Hand. Ich spüre Deine kleine Narbe am Zeigefinger. Dein Vater, wie du ihn in den Tod begleitet hast, hat Dir – warum ist mir das so fest geblieben? – drei Tage und drei Nächte den Ehering am Ringfinger gedreht. Hat er bemerkt, dass er eigentlich meine Liebe zu Dir liebkost hat? Seinen ungeliebten Schwiegersohn? Für mich ist nun die Nacht auch Tag. Denn ich bin allein in meiner Wohnung und allein in meinem Zimmer und allein im Bett. Niemand hält mich. Im Bett erwarten mich nicht Seligkeiten, sondern Schrecken. Dunkle und mich weinen machende Erinnerungen. Ich erwache, stehe auf und schleppe mich hierhin und dorthin.

Abend für Abend meine ich die Wohnungsklingel zu hören und Dich vor der Tür zu sehen. Mit Locken, aus denen die Nacht tropft. Blutstropfen. Eine Spur von nackten Fußabdrücken hinter Dir zurücklassend. Und dass ich Dich, Du Gepeinigte, hineinziehen kann in unser Heim, Dich retten kann vor der nun immer wieder anempfohlenen Palliativstation. Damit wir uns in die Arme schließen können. Und ineinandersinken können. Mein Herz kommt zu Dir, hält's nicht aus, hält's nicht aus mehr bei mir; legt sich dir auf die Brust, wie ein Stein, sinkt hinein, zu dem Deinen hinein. Dort erst, dort erst kommt es zur Ruh', liegt am Grund seines ewigen Du. Abend für Abend befürchte ich einen Anruf von Dir, ich müsse kommen. Oder schlimmer: den einer fremden Stimme: Du seist in Lebensgefahr! Am Verbluten! Und verschwunden wie der Geliebte im Hohen Lied … Oder Dein Herz habe aufgehört zu schlagen. Oder gar, Du seiest tot!

Abend für Abend meine ich, wenn ein Helikopter kreist, Du seiest in letzter Not auf dem Weg in ein anderes Spital. Oder man suche Dich in den dunklen Straßen von St. Gallen, wo Du barfuß herumirrst und mich nicht findest. Wenn dann ein Hund bellt, was für eine Erleichterung! Was ich gehört habe, nur ein Hund! Es ist Nacht, komm zu mir, zu mir nach Hause. Nach Hause. Diese Worte! Die mir liebste Einstellung am Navigationsgerät! Was ist in dieser Bitte nicht alles verborgen! Schon einmal wurde ich angerufen, Ursula sei mit dem Notfallauto ins Krankenhaus gefahren worden. Was war das für ein Aufbruch! Was war das für eine Fahrt von Fischingen nach St. Gallen! Was ist während der halbstündigen Fahrt wie ein Gewitter durch den Kopf geschossen!

Nun liegen zwei Telefone, sicherheitshalber, sofern eines versagen würde, auf meinem Nachttisch. Eines der mobilen Festnetztelefone und mein Handy. Auf dem Sofa in der Stube sind frisches Hemd, Wäsche, Hosen und Socken parat. Für mich, für Dich. Schnell wäre ich bei Dir. Ich will doch immer noch Dir gefallen. Eine gute Gattung machen, wie Du jeweils gesagt hast. Ist es eine Alterserscheinung, dass dieses Paratsein einen mehr denn je beschäftigt? Würde man zu Tode kommen, in einem Schusswechsel oder überfahren im Straßenverkehr, muss man sich nicht Gedanken machen, was diejenigen, die den Totendienst verrichten, sich ihrerseits für Gedanken über ihre Klienten machen? Bin ich besonders eitel, wenn ich daran denke?

Heute habe ich zufällig eine Notiz des St. Galler Schriftstellers Niklaus Meienberg zu Gesicht bekommen. Sie stammt aus der Zeit des zweiten Golfkrieges. Zwei oder drei Jahre später nahm sich Meienberg das Leben, unter Umständen und in einer Art, die schon von Hoffnungslosigkeit und tiefstem Elend zeugen: wenn man an den Plastiksack denkt, den sich Meienberg in tiefster Verzweiflung übergestülpt hat, um sich damit zu ersticken. Das wollen wir nicht. Wir wollen in solchen Situationen anständig aussehen. Welche Hosen, welches Hemd? Auch im Tode sind nicht alle gleich! Eine merkwürdige Eitelkeit, in der Erscheinung auch im Angesicht des Todes nicht nur passabel, sondern würdig aussehen zu wollen. Nicht nur im Angesicht des Todes, sondern tot.

Peter Handke hat versucht nachzuerzählen, wie sich seine Mutter zur letzten Ruhe gelegt hat: »Sie nahm alle Schmerztabletten, mischte ihre sämtlichen Antidepressiva darunter. Sie zog ihre Menstruationshose an, in die sie noch Windeln einlegte, zusätzlich zwei weitere Hosen, band sich mit einem Kopftuch das Kinn fest und legte sich, ohne die Heizmatte einzuschalten, in einem knöchellangen Nachthemd zu Bett. Sie streckte sich aus und legte die Hände übereinander ...« (2001: 79f.). Je älter man wird, desto genierter wird man, was seine intimen Verrichtungen betrifft. Auch ich mache mir Gedanken darüber, ob meine Kleidung und Unterkleidung in Ordnung wären, wenn man mich tot auffinden wird.

Überhaupt ist der Ort, wo man umkommt, schon von erheblicher Wichtigkeit. In den Bergen. In den Meeren. Erhabene Orte. Wer hätte schon gern einen Tod in einem anrüchigen Lokal oder während des Pokerspiels! Montaigne hat einmal sinngemäß bemerkt, er suche sich die jeweiligen Hotelzimmer danach aus, ob er in ihnen Freund Hein angemessen empfangen könne. So munter würde ich das nicht sagen können! Das Krankenhaus ist doch ein ernster Ort; laut lachen hört man eigentlich nur Kinder, die von alledem, was hier passiert, und dem endlosen Leid, das hier behandelt wird, noch wenig mitbekommen. Wie ich mich nach dem täglichen Besuch anschicke zu gehen, fragt mich Ursula – und wie schwer war diese Frage zu ertragen –, wer denn all ihre Kleider bekommen könne, wenn sie einmal nicht mehr da wäre.

Der Tod ist nur verwildert – was Philippe Ariès (1980) vom Tod in der Moderne generell behauptet –, wenn man nicht parat ist. »Wer nie sein Brot mit Tränen aß, / Wer nie die kummervollen Nächte, / Auf seinem Bette weinend saß …« – wie fest haben sich diese Worte aus einem Gedicht von Goethe mir eingeprägt. Wir saßen nebeneinander auf dem Bett in tiefer Verzweiflung. Wir versuchten Fassung zu wahren. Aber vor wem? Voreinander? Nie mehr will ich das erleben. Hat Schubert, wie man liest, nicht in tiefster Verzweiflung seine letzten Sonaten geschrieben? Wie springt einen die Verzweiflung im Andantino der A-Dur-Sonate an? Nicht nur weil Valery Afanassiev sie spielt. Aber besonders bei ihm.

Emil Cioran soll sieben Jahre nicht geschlafen haben. Der rumänische Essayist hat mit dem Schreiben begonnen, als seine Mutter ihm gestand, dass sie ihn, hätte sie um seine Schlaflosigkeit gewusst, nicht zur Welt gebracht, sondern abgetrieben hätte. Von Ciorans bitterem, schwermütigem und abgrundtiefem Werk wäre nichts entstanden. Eine Verzweiflung weniger wäre auf der Welt gewesen, aber auch ein grandioses Resultat der Verzweiflung hätte uns gefehlt. Sind nicht die großen kulturellen Schöpfungen der Menschen Resultat ihrer Verzweiflung? Oder ihres Größenwahns? Ist die christliche Heilslehre, in der die Verzweiflung und das Leiden an der Verzweiflung in einer anderen Welt aufgehoben wird, nicht auch der Tod des Gesanges und, wie Cioran zu bedenken gibt, eine Verneinung von Kunst und Geist?

Wie immer man eine Art Leidensmetaphysik mit dem Ursprung von Kultur und Kunst verbinden möchte, sie zu verwenden ist schäbig gegenüber jenen, die leiden und verzweifelt sind und nicht mehr ein und aus wissen. Epitaphe über das Leid, von Gesunden verfasst, haben etwas Unverschämtes an sich. Dennoch: Wer nicht leidet, soll wenigstens mitleiden. Mitleiden ist nicht einfach eine Weise des Leidens – sondern seine Steigerung. Du sitzest bei mir, und in tiefster Verzweiflung sind wir, uns umarmend, zusammen. Nie in unserem bisherigen Leben gab es diese aus verzweifelter Liebe geborene Liebe, eine Liebe, in der doch schon der Abschied beschlossen war.

Während der Jugend die ganze Welt offenzustehen scheint – »Wir sind jung, die Welt ist offen«, wie das fröhliche Lied der deutschen Jugendbewegung hieß –, schrumpft diese Welt mit zunehmendem Alter und lässt wenig Raum mehr für großartige Imaginationen. Mit zunehmendem Alter wird die Wirklichkeit des Menschen liebste Möglichkeit. Die Erwartung eines unerhörten Heils, die Parusie wird drängender. Das Erwartete kommt näher. Die Sonne scheint jetzt an diesem kalten Morgen, und niemand wird hier sein im Sonnenschein und im Schatten als wir. Keine Flammen über Europa, keine Apokalypse der deutschen Seele, keine deutschen Luftschiffe hoch über den Alpen, kein sich ankündigendes Inferno. Auch keine lichten Paradiese. Nur das Jetzt. Die Jetztwelt hat keine Luftschlösser, sondern wahre Freuden zu bieten. Die Strahlen der Sonne, der grünliche Glanz der regennassen Eibe, ein aufklarender Morgen, die Freude, dass es uns noch gibt.

Wohl darf nicht vergessen werden, dass die erträumten Wirklichkeiten immer nur partiell, halbwegs in Erfüllung gingen, als Idealstaaten oder als persönliche Gestade der vermeintlichen Erlösung. Der Mensch ist ausgestreckt zwischen Wirklichkeit und Möglichkeit, gefesselt auf einem Folterstreckbett. Mit einem Teil seines Seins ist er im Himmel, mit dem anderen in der Hölle. Die abendländische Behandlung dieser Spannung ist eine andere als die asiatische. Die christliche wie auch die jüdische und die islamische Bearbeitung des zwischen Wirklichkeit und Möglichkeit ausgespannten Menschen besteht in der Erschaffung einer anderen, einer überirdischen Welt. Einem Diesseits wird ein Jenseits an die Seite gegeben. Jenseits und Diesseits sind siamesische Zwillinge. Der irdische Zwilling sehnt sich nach dem außerirdischen. Wir schauen nach oben, zum Ort der Erfüllung. In ihm werden alle Tränen getrocknet. In ihm gelangt zur Vollendung, was auf Erden Stückwerk blieb? Ist das, was sich im christlichen Abendland entfaltet, nicht eine gewaltige Phantomwelt? Waren in der abendländisch-westlichen Welt die Voraussetzungen nicht besonderer Art, um diese entstehen zu lassen? Jedenfalls gibt das Herz keine Ruhe. »Aus vergitterten Fenstern der Sinne blickt jeder hinaus in das Fremde, das er nie sein wird ... (Balthasar 1952: 9). Wann lässt der Ehrgeiz nach, erreichen zu wollen, was nie zu erreichen ist?

Wann sieht der Geist ein, dass jedes Sich-Nähern blendet und die Verzweiflung nährt? Ist es nicht besser, die Möglichkeiten wie einen Schwarm Luftballons in den Himmel zu entlassen, beschriftet »so weit die Füße tragen«. So weit die Füße tragen! Dass das Abwesende immer wichtiger ist als das Anwesende, das ist Verhängnis und zugleich Glück des Menschen. Die Liebe erschöpft sich nicht in der Präsenz, sie wächst, je weiter die Liebenden sich voneinander entfernen. Was hat der Mensch an extremen Anstrengungen unternommen, um das Andere zu erreichen! Wie hat er sich in den Himmel gereckt und gefleht und gebetet! Wie einem sich mit der Geliebten entfernenden Zug hat er dem sich entfernenden Glück nachgeschaut. Wir sind alle dem Tierreich entflohen, in Not geraten und opfern eine Hälfte unserer Welt jenem Fremden, das wir in dieser Welt nie sein können.

Die Welt in unserem Kopf ist gespalten in ein Hier und ein Dort, und dieses Dort leuchtet und schmerzt gleichzeitig. Der tiefgründige, mir im Gedächtnis haften gebliebene schwedische Schriftsteller Per Olov Enquist zeichnet in seinem Roman *Gestürzter Engel* (1987) das Bild eines Menschen, der seinen siamesischen Zwilling, eine Frau, auf dem Kopf trägt wie ein Grubenbearbeiter seine Stirnlampe: »So trug er sie, sein ganzes Leben lang: wie der Grubenarbeiter in dem Dunkel, in dem zu leben er selbst gewählt hat, seine Lampe trägt, so trug er sie durch das unerhörte Licht des Lebens« (45). Durch das Dunkel des Lebens? Wäre das nicht die richtige Formulierung gewesen?

Aber Enquist schreibt weiter: »... aus seiner Lampe fiel kein Licht. Die Bilder sagen etwas anderes: in diese Lampe hinein stürzte sich eher das Dunkel, hinein in sie und hinein in ihn« (45). Das ineinandergewachsene

Paar ist ein Beispiel unauflösbaren Unglücks und unauflösbaren Glücks. Im Tode untrennbar, eine Ehe auf Gedeih und Verderb, aber unmöglich zu lösen. Aus der Stirn brach der zweite Kopf hervor, »wie eine Knospe oder wie ein verzweifelter Gefangener, der zum Scheitern verurteilt ist, zur Hälfte eingeschlossen in der Mauer, zu lebenslänglicher Gefangenschaft verurteilt …« (44). Das Leben und Sehnen des Menschen ist in ähnlicher Weise von entgegengesetzten Hoffnungen geprägt: da zu sein und weg zu sein. Der Mensch reicht mit seinem Kopf in eine Welt, von der die Physik nichts weiß: Ein wundervoller Satz – wer hat ihn nur geschrieben, wer hat ihn gedacht?

Nachdem meine geliebte Ursula zeitweise unter einer angstmachenden Gewichtsabnahme litt – sie, die immer so kräftig und gut, häufig besser als ich unterwegs war; sie, der jetzt selbst das Aufstehen von einer Liege oder einem Sofa schwerfiel, meiner Ursula, der ich jetzt abends ins Bett helfen musste; meine Liebste also, die von Woche zu Woche schwächer wurde –, hatte ich mich mit dem Gedanken zu befassen, ab welchem Zeitpunkt ich sie zu tragen hätte, wie ich es bei Mütterchen supponiert habe und wie es Enquists Pinchon mit seinem eingewachsenen Zwilling bewerkstelligen musste. Ursula hätte mich um den Hals gehalten, und ich hätte sie ins Wohnzimmer oder in die Küche oder ins Badezimmer genommen und sie sorgfältig auf einen Stuhl oder eine Bank gesetzt – solange das eben noch gegangen wäre.

Ursula wäre dann mein Grubenlicht gewesen, mein Licht, das ich mit mir herumgetragen hätte, und sie wäre mir nahe gewesen wie sonst nie. In die Definition des Menschen geht etwas Größeres, etwas, wie Enquist sagt, Absolutes ein, als er selbst ist, es schmerzt der verlorene Teil, den er aber immerzu erinnert. Es gibt eine Stelle im Alten Testament, wo Mose das Antlitz Gottes sehen will. Gott entgegnet, so die Bibel: »Ich will all meine Schönheit an dir vorüberziehen lassen und den Namen des Herrn vor dir ausrufen ... Doch mein Angesicht kannst du nicht schauen; denn kein Mensch kann mich schauen und dabei am Leben bleiben.« Und er fährt fort: »Siehe, hier in meiner Nähe ist ein Ort, da stelle dich auf den Felsen! Wenn mein Lichtglanz vorüberzieht, stelle dich in die Felsritze und bedeck dich mit meiner Hand, bis ich vorüber bin. Nehme ich dann meine Hand weg, so kannst du meinen Rücken anschauen. Doch mein Angesicht ist unsichtbar« (vgl. Ex 33,18–23). Wer Leid erfährt, dessen Begierden nehmen ab. Es entsteht eine merkwürdig reine, eine postsexuelle Metaphysik, ähnlich vielleicht der Geschwisterliebe. Es ist schwer, sich darüber zu äußern. Denn wer es nicht erlebt hat, glaubt es einem nicht.

Das Begehren ist aber auch nicht, wie es vielleicht der französische Philosoph Lévinas nennen würde, rein metaphysisch. Denn es richtet sich nicht auf das absolut Andere, auf Gott, auf eine geheimnisvolle Totalität oder Ähnliches, sondern auf ganz Profanes und Irdisches. Es ist insofern postsexuell, als nicht mehr das Geschlecht oder dessen Merkmale Objekte der Begierde sind, sondern das von allen irdischen Begehrlichkeiten gereinigte Zusammensein. Gemeinsam im Bett nebeneinander zu liegen und sich gegenseitig die Hand zu halten, das ist für mich der Himmel auf Erden. Das sich dabei einstellende Glücksgefühl wird höchstens noch übertroffen von der gemeinsamen Fahrradtour, wo zwischen uns ein Abstand eingehalten werden muss, ich manchmal voraus- und manchmal hinter Dir hergleite, durchströmt von Deiner abwesenden Anwesenheit. Telefonieren ist in diesem Zusammenhang, weil so unkörperlich, immer der Sprung in eine andere Welt, eine von körperlichen Einschlüssen und Ablenkungen gereinigte Kommunikation. Die Kinder von heute, die immerzu telefonieren, stellen so ihrer Schmutzwelt, in der sie sich tagtäglich bewegen, intuitiv eine reine Sphäre zur Seite.

Wie wenig ist von den dunklen Seiten der Sexualität die Rede – nämlich dass eine nur auf sexuelle Anziehung gebaute Zuneigung große Gefahren in sich birgt. Denn sie taugt nicht als Glücksmoment über ein ganzes Leben hinweg. Merkwürdig, dass die Bilder von alternden Paaren, die sich heftig körperlich lieben – wie etwa in dem Kinofilm *Wolke 9* (2008) –, bei den meisten eher eine Abneigung hervorrufen. In mittelalterlichen Darstellungen gibt es Bilder von sich sexuellen Ausschweifungen hingebenden Skeletten. Edvard Munch oder Horst Janssen haben Kopulationen von Eros und Thanatos dargestellt. Es ist schwer in Worte zu fassen, was sich in einem bewegt, wenn man auch nur danach fragt. Der kleine Tod, wie die sexuelle Ekstase genannt wird, vollzogen vom großen Tod: Was für eine Versuchsanordnung! Das Bild ist das richtige Medium, um den befürchteten Schrecken und die verborgenen Begierden dem Betrachter kundzutun, und nicht das Wort. Ganz anders nun die imaginierte reine Liebe, die Caritas vielleicht, die ohne das Animalische und Dunkle einer geschlechtlichen Liebe auskommt. Tausendfach wird sie beschrieben, bedichtet und besungen. Sie tritt hervor, sie, die so lange abwesend war.

KOMM ■ Es ist Nacht, und mein Herz kommt zu dir … Das Begehren ist metaphysisch, es richtet sich auf das Abwesende, auf das Fremde, auf das in letzter Konsequenz absolut Andere. Mein Begehren ist ähnlich, auch wenn ein Hauch einer gereinigten Sexualität mitschwingt. So liege ich denn und schrecke nachts auf, und mein Herz kommt über meine Hand, die Dich sucht, zu Dir, und bist Du noch da, komm' ich zur Ruh'.

Aber heute Nacht warst Du einmal mehr weg. Mitten im Schlaf weckte mich ein Geräusch, das nur von Dir sein konnte. Die Decke, in der Du Dich abends bettest, schien sich gegen mich zu bewegen, wie wenn Du in ihr wärest. Bist Du nachts nach Hause gekommen? Hast Du geläutet in Ermangelung eines Schlüssels? Habe ich es überhört? Bist Du dann doch zu mir gekommen und wolltest mich nicht wecken und hast Dich still und leise ins Bett zu mir gelegt? Das Licht, das ich anmachte, hat Dich dann vertrieben und wieder jene große Lücke in mir hinterlassen, die ich mit Arbeit zu füllen gedenke. Ich bleib allein zurück.

Aber jetzt kommst Du wieder. Du darfst nach Hause. Du wirst mich wieder ganz machen. Wir führen die Zweiheit in eine Einheit über. Du bist meine partikulare Enderwartung, meine kleine, private Vollendung der Heilsgeschichte. Allerdings nicht als ewige Seligkeit und auch nicht als kurzfristige Verzückung, sondern in der Annahme der Zweisamkeit. In der christlichen Welt- und Todesanschauung bedeutet Parusie die erwartete Wiederkunft Christi und die dadurch herbeigeführte Vollendung der Heilsgeschichte. Gehe ich zu weit, von ganz privaten Parusien zu sprechen? Nein, die große, die grandiose Weltparusie ist doch das Ergebnis milliardenfacher Kleinparusien. Selbst wenn Propheten und Heilige oder ein überirdischer Gott diese verspricht, muss sie auch in den Herzen der Menschen widerhallen.

Die ersten Christen erhofften sich ein Finale noch zu Lebzeiten. Meinem Kinderkopf hat der in der Offenbarung des Johannes vermittelte metaphysische Fahrplan eher Angst gemacht. Es erforderte große Anstrengungen, die in der Christengeschichte immer wieder auftretenden Verzögerungen der Wiederkunft zu begründen. Im privaten Alltag sind die Parusien weder Erwartungen einer ewigen Seligkeit noch einer ewigen Verdammnis. Sie haben es mit dem Erreichen eines Zieles, mit der Erfüllung eines Wunsches zu tun. Verzögerungen sind bei den weltlichen Parusien selbstverständlich. Nicht immer öffnet sich der Vorhang zur rechten Zeit, und nicht immer entspricht das Gewünschte unseren Wünschen. Aber Du kommst wieder! Du kommst. Die Tränen werden getrocknet.

In einem vom Immer-wieder-Lesen schier auseinanderfallenden Buch mit dem erhabenen Titel *Abendländische Eschatologie* des jüdischen Religionsphilosophen Jacob Taubes (1963) wird das Wesen der Geschichte in ihrer Zeitlichkeit gesehen, einer Zeitlichkeit, die anfängt und endet. Zeit heißt Frist. Wer christlich zu denken glaubt und dies ohne Frist zu denken glaubt, sei schwachsinnig, so Taubes merkwürdig ungeschlacht. Schwachsinnig ist gewiss auch jeder, der das Leben ohne Frist denkt. Tröstlich ist die Vorstellung einer Vollendung der Geschichte, einer Erlösung und einer mystischen Vermählung mit einem Gott, der sich am Weltende erst zeigt – als prächtiger Bräutigam, als großmütiger Herr. So geschieht es hier auf Erden nicht.

Keine prächtigen Bräutigame, keine wundersamen Bräute.

Die Parusie ist so gesehen etwas ganz und gar Alltägliches. Auch wenn man vom Kommen oder, wie es erhaben heißt, der Wiederkunft des Messias absieht, ist doch der Tag, das Jahr, ja das Leben überhaupt voller Erwartungen. Die Parusie generiert Erwartungen. Das Leben ist prinzipiell parusisch. Es wird von Erwartungen beherrscht – wie bei einem Windhunderennen, in dem die Hunde mittels eines künstlichen, von einer Winde gezogenen Hasen auf hohe Geschwindigkeiten getrimmt werden, durch eine ihnen vorauseilende und von Menschenhand gesteuerte Attrappe, die keiner der Hunde je erreicht. Nie erreicht! Ich erinnere eine Begebenheit aus dem Appenzellerland, in dem ich häufig unterwegs bin. Darauf aufmerksam gemacht, dass es noch weit sei bis zum Bergrestaurant, entgegnete mir ein sonntäglich gekleideter, betagter Wandersmann, es sei immer noch gleich weit. So ist es auch im Leben, und so ist es, allen Fortschrittsvorstellungen und prophezeiten Seligkeiten zum Trotz, auch in der Weltgeschichte. Immer gliich wiit! So sind die grandiosen Vorstellungen einer anderen, einer zu entbergenden Welt, grandiose Triebkräfte, die Welt auf Kurs zu halten und sie einem mysteriösen Zukunftsglück entgegenzutreiben.

Die kleinen Verzweiflungen und Hoffnungen, die Tränen und Glückseligkeiten der hienieden lebenden Menschen verzeichnen ein anderes Bild. Wenn Du kommst, kommst Du mit den Blessuren, die man Dir zugefügt hat. Wenn Du kommst, kommst Du nicht von Himmelhochher. Wenn Du kommst, kommst Du nicht mehr als das kleine, anmutige, bestrumpfte Mädchen, das seine Körbe jauchzend über die Hügel schleppt. Du warst in jenem Wald, in dem Trisha, *Das Mädchen*, zehn Tage lang verschwunden war und nach dem Bestehen tödlicher Gefahren jene Lichtung erreichte, auf der sie auf die sie suchenden Eltern und ihren Bruder Pete stieß. Wenn Du dann da bist, wird vieles anders. Das Schöne ist doppelt so schön, wenn man es mit zwei Augenpaaren sieht. Es ergeht einem wie mit den Chinesen auf dem Jungfraujoch. Schau mal, wie schön! Mit den Augen der entzückten anderen erstrahlt das Jungfraujoch wie eine Himmelserscheinung. Auch das Leid und das Plagende kann geteilt werden, indem man es erzählt. Geteiltes Leid ist halbes Leid; manchmal auch doppeltes. Es wird schwere Stunden geben. Aber die haben wir vielleicht auch schon hinter uns. Man muss in seinen Äußerungen vorsichtig sein, um den Wolf, der die Welt ist, nicht zum Zuschnappen zu reizen.

Es ist eher dieses monströse, aber nie sichtbare Ungeheuer, das Trisha in Stephen Kings Roman *Das Mädchen* verfolgt; das sich uns zeigt in seinen Resultaten, den zugefügten Verletzungen. Vielleicht wird der Narbenmantel, je länger wir leben, auch umso fester, dicker und undurchdringlicher. Vielleicht findet die Welt ob des unermesslichen Leids einmal keine Opfer mehr – so wie die ob der unzähligen Blutentnahmeversuche verzweifelten Schwestern bei Ursula. Noch trägt Jesus Christus, der Erlöser, nach seiner Auferstehung, wo er seine durchbohrten Hände herzeigt, wie besonders schön auf Grünewalds Isenheimer Altar, diesen mit Narben verzierten und ihn unverletzlich machenden Schutzmantel noch nicht. Gibt es in der Märchenwelt nicht einen Anzug, der unsichtbar macht? Eine Tarnkappe, so hat man das doch genannt? Vielleicht lassen sich die Narben am Körper, herrührend von Verletzungen, Eingriffen, Unfällen, so ausheilen, dass sie unsichtbar für das Auge werden.

Aber sind es denn nicht die unsichtbaren Narben, die plagen und schmerzen, die niemand sieht und die sich mittels einer Tarnkappe weder verhindern noch wegzaubern lassen? Ist das unsichtbare, das verborgene Leid nicht schwerwiegender als jenes, das ich Morgen für Morgen im Spiegel sehen kann? Wenn man sich die Haare kämmt oder sich rasiert? Jede Narbe ist Spur einer verheilten Wunde, und jede einzelne Wunde ist, so Paul Auster in seinem *Winterjournal*, das Ergebnis einer unerwarteten Kollision mit der Welt (2013: 11). Die Welt hat Zähne, und mit denen beißt sie zu, wann immer sie will. Gewiss ist der Körper, wie Paul Auster schreibt, der Schauplatz von Ereignissen, die mit körperlichen Kollisionen zusammenhängen. Die innerlichen Kollisionen sind freilich besonders schmerzhaft. Gerade weil sie keine Folgen körperlicher Aktionen sind, sondern das Ergebnis seelischer Komplikationen. Diese können derart grausam sein, dass auch ihre virtuellen Narben nicht ausheilen. Dringen sie an die Körperoberfläche, hinterlassen sie dort eine merkwürdige Form der Verletzung, nämlich ein Stigma.

Franz von Assisi war der erste Stigmatisierte der Christengeschichte. Die Wundmale Christi sind bei ihm laut der *Legenda Aurea*, dem aus dem Mittelalter überlieferten Buch der Heiligenlegenden, erstmals aufgetreten. Auf dem Freskenzyklus von Giotto in Assisi lässt sich die anbetende Bewunderung der Fußstigmata des toten Franziskus durch zwei seiner Mitbrüder betrachten. Die Stigmata sind Jesus Christus im Unterschied von Franz, bei dem sie vielleicht ähnlich übergroßen Abszessen aus dem Inneren aufbrechen, von außen beigebracht worden. Seine Hände und Füße sind durchbohrt von Nägeln, um seinen Körper am Kreuz zu befestigen und der Menge darzubieten. Sein Rücken ist, wie es in der Johannes-Passion bei der Vorführung Christi heißt, blutgefärbt. Den Stigmatisierten in seiner Nachfolge, von Franz von Assisi bis zu Pater Pio, der seine blutenden Hände in Tücher hüllte, tut man kein äußerliches Leid an. Unbeschwert steht Padre Pio übrigens an vielen Orten als plastisch gegossene Skulptur in Italien herum und zeigt seine mit schwarzen Lappen verbundenen Hände her. Die Stigmata der heute etwa zweihundert Stigmatisierten weltweit, welche die Heiligenkongregation im Vatikan zählt, wachsen von innen und durchbrechen zu den Leidenszeiten Christi die Haut der Füße und Hände.

Eine Phänomenologie der Narben wird ferner zwischen exogen und endogen verursachten Wunden unterscheiden müssen. Die exogen verursachten sieht man, die endogenen bleiben, außer sie brechen wie bei den Stigmatisierten periodisch auf, weitgehend unsichtbar. Wer die Tränen nach innen weint, produziert dort innere Narben. Ursula hatte diese nicht – mit ein paar ganz seltenen Ausnahmen. Ihr Rücken war durch das aufgrund der wiederkehrenden perkutanen Infusionen notwendige Stillliegen wundgescheuert. Aber ihre Seele war rein. Lässt sich denn diese menscheneigene Zweiheit nie aufheben? Gibt es nicht einen dritten Zustand, der das Begehren erlöschen, den Phantomschmerz verschwinden lässt?

Die Kinder verkriechen sich, wenn sie Angst haben, hinter oder unter der Mutter. Sie werden wie eins mit ihr. Aber ist es nicht seltsam, dass wir, wenn wir uns aufeinander zubewegen, uns gleichzeitig voneinander entfernen?! Weil das Abwesende wichtiger ist als das Anwesende, weil die Welt, in der wir leben, nicht genügt, haben wir eine merkwürdige Angst, uns einander zu nähern. Aber Ursula kommt nicht wieder. Es geht ihr nicht besser als vor zehn Tagen. Vermutlich, was ihren Körper betrifft, sogar schlechter. Ist Christus, der Erlöser, nicht mit all seinen Verletzungen in den Himmel aufgefahren? Zeigen die Auferstehungsbilder, sofern sie überhaupt einen Platz im Leidens- und Stationenweg Christi erhalten, doch einen triumphalen, sich in die Zweitwelt erhebenden, mit den Stigmata geschmückten Körper.

Schaut ihm, dem Vertreter der Zweitwelt, in die Augen! Betrachtet seine durchbohrten Hände! In welchem Zustand entfernt sich der Auferstandene? Als tödlich

Verwundeter, der seine Wunden triumphierend herzeigt. In der nazarenischen reinen Himmelswelt wird Christus ein Fremdling sein. Unter lauter makellosen Gestalten blutet er an fünf unverbundenen Stellen seines Leibes. Ist dieser Zustand des Leibes Christi verantwortlich dafür, dass die Auferstehungstafel im Stationenweg häufig nicht gezeigt wird, vielleicht gar nicht oder nicht mehr vorhanden ist? Wer will denn einen blutenden Christus überhaupt zu sich nehmen? Er verblutet ja die Wolken, die sich hoch und rein über dem Dunkel der Erde auftürmen. Außer vielleicht seine Mutter Maria, die ihren vom Kreuz abgenommenen Sohn auf ihren Schoß nimmt.

Ursula kommt heute nach Hause. Sie ist versehrt und schwach. Sie steigt nicht auf in den Himmel. Diesen Triumph überlassen wir Jesus Christus. Sie wird sich in der Stube mit unserer Hilfe aufs Sofa legen. Und da sein. Einfach da sein. Ihr Atem wird mich begleiten. Ihre Augen werden mich sehen. Ich schreibe, wenn Ursula da ist, anders, als wenn sie fehlt. Was fehlt, wird in der irdischen Welt umgehend ersetzt durch Überirdisches. Ursula ist rein und verschlossen, wenn ich sie, die nicht Anwesende, imaginiere. Wenn sie da ist, ist sie in ihrer Zerbrechlichkeit und ihrem Leid da. Ganz da und weder in überirdischem Glanz noch nur in versehrter Körperlichkeit. Ursula notiert am ersten Morgen zu Hause: Zweimal erbrochen nachts.

BLEIB ▪ In Steven Spielbergs Film *E. T.* wartet das arme, kleine, auf der Erde gestrandete extraterrestrische Geschöpf hilflos vor seinem abgestürzten Raumschiff und wiederholt immerzu die Worte »Nach Hause«. Sein Zuhause ist der Weltraum und ein ihm verlorengegangener Planet mit seinesgleichen. Unser Zuhause ist das Abwesende, das ewige Reich, der Himmel, ein Jenseits, etwas nicht von dieser Welt.

Nun aber will Ursula nach Hause, und zwar nicht in außerweltliche Räume, nicht in ewige Seligkeiten, sondern hierher, zu mir. Das Abwesende wird anwesend. Mein Zuhause ist in dieser Welt und ist auch nur Zuhause, wenn ich nicht allein bin und allein in der Wohnung, die dann so gar kein Zuhause und keine Wohnung ist und in der ich unstet herumlaufe. Nun bist Du aber da, und Du bist da mit allem, was zu einem Erdenleben gehört. Dein Herz legt sich mir auf die

Brust, wie ein Stein sinkt es hinein, zu dem meinen hinein, und mein Herz legt sich Dir auf die Brust und sinkt hinein, zu dem Deinen hinein.

Aber wie bist Du da! Wie hat man Dich malträtiert! Wer hat Dich so zugerichtet? Wie bist Du geschunden! Du bist immer noch schön. Aber ich will weder Deine Blessuren beschreiben noch die Schwierigkeiten, mit diesen umzugehen. Schön ordentlich richte ich am Morgen das Wohnzimmer her. Ein neues Hemd trage ich, man weiß ja nie. Nachts lege ich meine Kleider nicht mehr parat wie zu der Zeit, als Du im Krankenhaus warst und ich mich ängstigte vor jedem Anruf, Du verlangest nach mir oder jemand berichte mir gar, Du seiest tot. Jetzt bist Du nachts wieder neben mir. Hoffentlich für immer.

Die Nächte sind lang. In ihnen vermischen sich Ängste mit dem gegenseitigen Zuspruch, dass noch nichts verloren sei; dass die neuen Medikamente vielleicht wirken; dass der Magen wieder mittun will; dass wir schon im März wieder Fahrrad fahren, am besten ins Krankenhaus, und dort unsere Ärzte fröhlich begrüßen. Aber ob das eintrifft? Derzeit sind nicht nur die Nächte, sondern auch die Tage erfüllt von einer gottfernen Parusie, einer Sehnsucht nach Sonne, Frühling und Ausfahrten mit wehendem Haar. Löwenzahnwiesen. Irgendwie hat Mütterchen vor ihrem Tod einem verblühten Löwenzahn geglichen, einer Pusteblume. Aber wir, Ursula und ich, lassen uns vom Fahrtwind streicheln, genauso wie auf den Reiseprospekten, die jetzt in unseren Briefkasten geleitet werden. Die profane Hoffnung versperrt einerseits Gedanken an die überkommene Heilserwartung und öffnet andererseits das Tor zu Neuem.

Vielleicht wird durch diese Enderwartung das Jetzt, wie Philosophen tröstend zu bedenken geben, intensiver und erscheint die Gegenwart in einem erhabenen Licht. Da ist kein alter Mann, der seiner Frau mit größter Anstrengung aus dem Bett hilft. Da führt niemand jemanden in trostloser Liebe auf die Toilette. Da gibt es keine Kämpfe mit Hosen und Stützstrümpfen. Da verstören keine Erwachsenenpants, obwohl der Verbrauch der älteren Menschen unterdessen denjenigen von Kindern übersteigen soll. Da bilden sich keine winzigen braunen Lachen auf marmornen Böden. Da ist überhaupt keine Rede von sich selbständig machenden vitalen Bedürfnissen und deren Stoffen.

Wie weh das tut, wenn man seine kultürlichen Ressourcen, die Kleider, nicht mehr zum Verschönern und Verbergen einsetzen kann. Was das heißt, können nur jene wissen, die in eine solche Lage geraten. Besonders hart trifft es jene, die, noch mit den Geboten der Keuschheit aufgewachsen, sich in Klosterschulen hinter großen, mit weißen Vorhängen versehenen Betten auszuziehen hatten – und die dann, wenn sie schwer krank werden, zu schwach sind, um sich selbst anzuziehen und sich in ihren Kleidern zu verbergen. Mein Mütterchen jedenfalls hat sich darüber sehr geschämt und sich anstelle eines anonymen, häufig der deutschen Sprache nicht mächtigen Pflegepersonals Klosterfrauen gewünscht, die ja schon in ihrem Habitus das Verbergen zu kultivieren suchten.

Die Mater dolorosa, die Schmerzensmutter Maria, wird in vielen Skulpturen, insbesondere in der Gotik, mit dem vom Kreuz abgenommenen toten Christus im Schoß dargestellt. Blutüberströmt und in einer todesstarren Pose liegt Christus in den Armen seiner unbefleckten Mutter Maria, die sich weinend über ihn beugt. *Oh Haupt voll Blut und Wunden.* Wie oft haben wir als Kinder dieses Lied in der Dorfkirche gesungen. Ich weiß nun, was mich mit Ursula zu Tränen bringt: ihr gepeinigter, blessierter Leib – ja, Leib ist das richtige Wort, nicht Körper. Ein Leib, den ich so häufig in meinen Armen gehalten habe und der nun wie ein Fremdkörper daliegt und unerbittlich schwächer wird, etwas Fremdes und Schmerzliches auch für Ursula. Wie kann ein schöner Körper nur so aussehen? Ist das aber nicht der Weg allen Fleisches, wie es in der Bibel heißt?

Wie immer die weinende Muttergottes einen starren Leib Christi in ihrem Schoß beweint, die Zweiheit von unbefleckter Reinheit und malträtiertem, mit Wunden übersätem Leib, dieser Kontrast zwischen weiß und rot, furchterregender Starre und extremer Bewegtheit, nichts kann mich derzeit mehr und heftiger peinigen. Selbst die Schwerter, die Maria durchbohren, manchmal bis zu sieben, hinterlassen keine Spuren und lassen kein Blut zu. Allzu oft stehen Augen und Gesicht im Vordergrund und wird ihre Bedeutung für das Miteinander gepriesen. Aber vergessen wir nicht, der Kopf hat fünf der sechs Öffnungen. Eine davon ist der Mund mit seinen Zähnen, mit denen er zubeißen kann. Die Hände sind ein evolutionäres Wunderwerk, ausgestattet mit der Errungenschaft eines opponierbaren Daumens. Ihr Überzug ist fest und dehnbar zugleich. Die Hand ist sehr wehrhaft, sie hat auch beim Menschen feststehende Nägel, die sich tief in andere Menschen graben und dort blutige Verletzungen hinterlassen können. Ursula hat im Spiegelschrank eine Schachtel voller aufklebbarer Fingernägel unterschiedlicher Größe zurückgelassen. Nägel! Hände freilich dienen nicht nur der Abwehr, sie dienen auch dem Handauflegen und können, wie mir Manuela, eine Sterbebegleiterin, sagte, große Kräfte entwickeln. Wie vielen Menschen sind schon die Augen mit bloßen Händen ausgekratzt worden! Wie viele wurden mit bloßen Händen erwürgt!

Hände bleiben gleichwohl bis ins hohe Alter eigentümlich beweglich und zugriffig, wie immer sie geplagt mit harter Arbeit waren und was für ein schweres Handwerk auch immer hinter ihnen liegt. Selten wird ihre Beweglichkeit und operative Geschlossenheit gewürdigt. Gegenüber dem Gesicht, das man ja, wie Paul Auster (2013) bemerkt, nicht sieht: Wie immer man sich unter den Mitmenschen bewegt, seien es Freunde, Fremde oder die innigst Geliebten, ist dein eigenes Gesicht für dich unsichtbar: »Du kannst andere Teile von dir sehen, Hände und Füße, Schultern und Oberkörper, aber nur die Vorderseite, nicht die Rückseite, außer der Rückseite deiner Beine, wenn du sie in die richtige Stellung verdrehst, aber nicht dein Gesicht, nie dein Gesicht« (181). Auch die Kraft der Hände bleibt, so war es auch bei Ursula, fast vollständig erhalten. Das war schon bei Mütterchen so, wie stark auch ihre Gicht im Verlaufe der neunundneunzig Jahre, die sie gelebt hat, fortgeschritten war.

Nacht für Nacht, über viele Jahrzehnte, haben sich Ursulas und meine Hände abends im Bett nach dem Löschen des Lichtes gesucht und gefunden, und jetzt geben wir sie uns nur noch, wenn ich Dich, Liebste, im Bett aufrichten will, weil Deine notwendig gewordene Rückenlage ein Sich-gegenseitig-Halten verunmöglicht. Wir versuchen uns behelfsmäßig so zu halten, wie wir uns früher als Kindergärtler beim Ringelreihen gehalten haben. Wo Deine, unsere Hände nicht überall waren! Sie mussten arbeiten und beten, durften heimlich flanieren und erkunden. Die benediktinischen Regeln legen fest, wo die Hände der Brüder nachts beim Schlafen zu liegen haben.

Paul Auster, der preisgekrönte amerikanische Autor, beliefert uns in seiner Autobiografie mit einer ganzen Datei von Orten und Tätigkeiten, an denen seine Hände schon gewesen sind. Auch was sie alles getan haben und erdulden mussten, wird beschrieben: Geschirr spülen, Glühbirnen einschrauben, Schuhe schnüren, Knöpfe an Geräten drücken, die Bettdecke zurückschlagen, Lampen anmachen, Lampen ausmachen, Kinder gebadet, der kranken Liebsten den Rücken gewaschen, die Tränen der Kinder getrocknet (184f.). Manchmal, so Auster, haben dieselben Hände, die liebevoll Kindergesichter gestreichelt haben und anmutig über fremdes Haar gefahren sind, auch manchmal sogar dieselbe Person, der die Haare gestreichelt worden sind, gepeinigt; und in Augenblicken großer Verzweiflung wurden die Hände wie fremde Gegenstände gegen die Wände geschlagen oder zu Fäusten geballt.

Hände haben, so Auster weiter, die Körper von Bekleideten und Nackten berührt. Sie haben sich über die Haut der Geliebten bewegt und ihren Weg bis in die letzten Winkel gefunden. Dort sind sie am glücklichsten, das spürst du, dort sind sie seit dem Tag, an dem du sie kennengelernt hast, immer am glücklichsten gewesen, denn – Auster zitiert eine Zeile aus einem Gedicht von George Oppen – nicht wenige der schönsten Orte der Welt liegen auf dem Körper der Frau (185f.). Ursula, nun sind meine Hände zu Tragen von Dir geworden! So wie Du als Jungfrau die Muttergottes mit Deinen Händen getragen hast. Blau umgürtet. Jetzt liegst Du todgeweiht in meinen Armen. So leicht Du geworden bist, so streng erscheint einem diese Aufgabe. Ich habe Angst, ich reiße Dir Deine so dünn gewordenen Ärmchen aus. Ich denke erneut an das »Mädchen ohne Hände« der Gebrüder Grimm, wo der Vater seiner Tochter die Arme mit einem Beil abhaut und dieses seine Stümpfe so beweint, dass ihr diese in der warmen Tränenflut wieder nachwachsen.

Wir haben mehr Angst gehabt in diesen Tagen als im ganzen vorherigen Leben. Wir warteten auf ein Wunder. Wir waren drauf und dran, in letzter Verzweiflung nach Lourdes oder Loreto zu pilgern. Aber, Ursula, Du warst schon viel zu schwach dazu. Alles wurde immer schlimmer. Dein Gesicht immer weißer. Die Welt hatte zugebissen und ließ nicht mehr los. Dafür erstarkte die andere Welt. Die verlängerten Linien der Beziehungen schneiden sich im ewigen Du, schreibt der Religionsphilosoph Martin Buber, das ewige Du ist eine Art Fluchtpunkt. Der Fluchtpunkt ist das Abwesende, ein Abwesendes, das, wenn das Du schwächer wird, umso gleißender in den Vordergrund tritt.

Orbis non sufficit, the world is not enough. Eine weiße, schöne, reine Ursula erscheint dort, wo die Lebenslinien schwächer werden, mit leuchtendem Kleid, blau umgürtet, die Prozessionsmadonna mittragend. Die Madonna wird von tausend Augenpaaren gesehen, aber nur von wenigen Händepaaren getragen. Das dialogische Prinzip ist übrigens auch bei Buber ein doppeltes: die Beziehung zum Menschen und jene zu Gott. Es ist, wie wenn im Fluchtpunkt der irdischen Beziehungen Gott erscheinen würde, eine unkündbare Beziehung, eine Beziehung, die einem niemand wegnehmen kann. Aber was nutzt eine Verheißung, die erst in einem anderen Leben wahr werden kann?

Daraus resultiert doch nicht nur die große, die heilsgeschichtliche Hoffnung, sondern auch der große Schmerz. Überhaupt ist der Mensch in einen Grundschmerz hineingeboren. Schon das Neugeborene schreit, wenn es wie ein Karnickel aus seinem Bau ins gleißende Licht der Neonlampen hinausgedrückt oder -gezogen wird und blutverschmiert an den Beinchen gehalten und wie eine Trophäe in die Höhe gehoben wird. Es schreit, und man holt das Schreien mit einem Klaps erst recht hervor, ein Vorblick auf die kommenden Jahre, wo dem Schreien jeweils mit einem Klaps ein Ende bereitet wird. Denn es wird in seinem Leben noch häufig schreien, laut oder leise, nach außen oder nach innen, denn die Welt hat im Unterschied zum Uterus Zähne. Die Welt, wie sie ist, ist nicht genug, sie ist in Düsternis getaucht. Orbis non sufficit.

Gewiss gibt es unter uns die Chinesen des Schmerzes, Märtyrer wie die katholischen Heiligen, die uns von den Emporen der Gotteshäuser freundlich grüßen, wie der Mann mit dem Narbenmantel über dem Arm, der heilige Laurentius; Schmerzimmune oder Masochisten, die in der Zufügung von Schmerzen Lust empfinden; wir erinnern in ihren Selbstfesselungspraktiken zu Tode gekommene Masochisten. Ich denke an eine merkwürdige Abbildung in George Batailles *Tränen des Eros* (2005), wo einem Chinesen die Haut abgezogen wird oder ihm anderweitige furchtbare Verletzungen zugefügt werden und der solchermaßen Gefolterte dazu ein gleichmütiges, ja sogar, so erschien es mir bei der aufmerksamen Betrachtung, merkwürdig glückliches, betrunkenes, ja somnambules Lächeln zeigt: Ich muss die Seite überschlagen, mir fehlen die Worte für dieses Ineinanderfallen von Eros und Thanatos.

Große Worte, große Fragen, die irdische Welt und die überirdische Welt, das Diesseits und das Jenseits, die großen Transzendenzen; der Mensch, zweigeteilt, ragt mit einem Teil seiner Existenz in Sphären, von denen die Physik nichts weiß, und oszilliert sein Leben lang zwischen Wirklichkeit und Möglichkeit. Es sei denn, die Möglichkeiten erodieren, wie das nun bei uns der Fall ist. Wer unheilbar krank ist, kann nicht auf Heilung hoffen, wer nicht ans Jenseits glaubt, sieht sich nicht im Himmel. Aber könnte es nicht sein, dass mit dem Sterben auch der Grundschmerz verschwindet, der ein ganzes Leben geplagt und zu immer neuen Höchstleistungen getrieben hat? Könnte es nicht auch sein, dass am Ende eines jeden Lebens, sofern es nicht jäh gebrochen wird, eine Art Versöhnung steht, eine Versöhnung nicht nur mit der Welt, sondern auch und insbesondere mit dem Gang der Welt, mit dem Werden und Vergehen aller Kreatur? Eine Versöhnung mit den Toten und letztlich mit dem Tod?

Nach der überkommenen, von der christlichen Heilsgeschichte geprägten Lesart ist der Tod »der Sünde Sold«, eine dem im Paradies sündig gewordenen Menschen auferlegte Strafe. Der Tod ist der Todfeind, demgegenüber auch der christliche Gott, der mahnt, auch seine Feinde zu lieben, keine Gnade zeigt: Als letzter Feind, so die Bibel, wird der Tod getötet werden. Nun ist der Tod irgendwie bei uns eingekehrt, er ist nicht mehr nur ein Schatten, auch nicht immerwährend präsent, er zeigt sich als leichter Hauch im Vorhang, als Schwanken der Eibe vor dem Schlafzimmerfenster – in Formen also, die nichts mit dem Knochenmann in medizinischen Vorlesungen zu tun haben und ebenso nichts mit dem Totenschädel, den wir zu meinem sechzigsten Geburtstag von lpc, dem »little pauvre cochon«, wie sich Anton Bernhardsgrütter auf seinen Bildern nannte, bemalen und schmücken ließen und der seit dieser Zeit, nicht einmal mehr von den Enkelkindern beachtet, mein Bücherregal ziert.

Schlafes Schwester! Kein Todfeind also, nein, der Tod schaut mich an, er sitzt mit uns im Wohnzimmer, er leistet uns Gesellschaft im Schlafzimmer, vielleicht ist der Tod geschlechtslos, oder mein ganz persönlicher Tod ist, was mir lieb wäre und meiner Todesangst entgegenwirken würde, eine Frau. Seit er da ist, seit er mit uns ist und uns zu verstehen gibt, dass er unser Begleiter bzw. meine Begleiterin bleiben wird, bis Du, bis ich, bis wir nicht mehr unter den Lebenden weilen. Aber dann, Liebste, wirst Du nicht mehr von meiner Seite weichen. Weil Du nicht mehr da bist, bist Du umso fester da. Du wirst mich in Deiner Hand halten, ich werde in ihr wie früher die Gottesgläubigen in der Hand Gottes schnurren und nicht mehr weichen.

Oh Gott, ist unser Radius klein geworden: vom Bad in die Stube, vom Sessel aufs Kanapee, vom Kanapee auf den Sessel, vom Sessel ins Bad, vom Bad, wenn es irgendwie noch ging, in die Küche, dann mit dem lebensspendenden Tropfenständer, der, mit Dir über eine perkutane Sonde verbunden, jede zweite Sekunde einen Tropfen Astronautennahrung in Dich entlässt und der an dem einen Ort vom elektrischen Strom genommen und am anderen wieder angeschlossen werden muss, je nachdem, wo sich die Steckdosen befinden. Ich weiß, nie waren wir groß auf Weltreisen. Die einen befinden sich gerade auf den Malediven, die anderen in Patagonien, eben kamen Bekannte aus Phuket zurück, im Mail eine sentimentale Aufnahme des mitternächtlichen Ibiza bei Vollmond, Freund Jürgen sendet uns gleichzeitig eine Karte aus Miami, auf der seine Frau Jackie es bedauert, dass wir nicht bei ihnen sein können. Wir reisen nicht mehr nach Patagonien und nicht nach Borobodur, nicht nach Miami und nicht mehr in die Villa Belvedere am Lago Maggiore. Wir lassen die Transsibirische Eisenbahn. Wir reisen ins Schmerzensland. Wir laufen, Ursula mit dem Tropfständer, in unserer Wohnung herum, bewegen uns statt der tausend Kilometer nach Amerika oder Panama mit dem Tropfständer vom Stuhl zum Tisch, vom Tisch zum Kanapee, vom Kanapee ins Bad, vom Bad ins Schlafzimmer, vom Schlafzimmer wieder in die Küche, von dort ins Schlafzimmer, wo wir nicht schlafen. Und so fort. Forrest Gump im Kleinformat. Im Bett, wo wir dann liegen und über die Reisen unserer Freunde sprechen und davon, dass wir da nie hingehen wollten – obwohl wir dann im Schlaf vielleicht davon träumen. Wir achten darauf, dass wir uns sehen können, wie schön, wie friedlich.

Und der Schmerz? Kein Weltschmerz plagt uns, der Weltschmerz ist ein luxurierender Schmerz, etwas für Existenzphilosophen und lebensmüde Literaten. Nein, uns quält ein ganz profaner Schmerz, dass wir bald voneinander gehen müssen, dass Du leidest und ich beim Miterleben dieses Deines Leidens und Leides mitleide, dass Du leichter und schwächer wirst und bald meinem neunundneunzigjährigen Mütterchen nahekommst, obwohl Dich Mutter eigentlich nie mochte oder nur dann, wenn sie mit ihrer jeder Situation absolut gewachsenen Schwiegertochter erscheinen und sicher sein wollte. Zweimal hast Du, so sehen wir das, Mutter das Leben gerettet. Zweimal hat sich Mütterchen in Deiner Anwesenheit an übergroßen Fleischstücken verschluckt. Ob Du, Mütterchen, in Deinem hohen Alter noch Angst hattest, dass man Dir etwas wegnehmen könnte? Oder wolltest Du noch gleich zügig essen wie die Jungen? Oder konntest Du mit deinen gichtgeplagten Fingern das Fleisch einfach zu wenig zerkleinern? Wir wissen es nicht und werden es nie erfahren. Aber wir wissen, dass Ursula, die Du ja mit etwelcher Abwehr bedacht hast, Dir ganz nahekommen musste, um Dir die Fleischstücklein, die Dir im Hals stecken geblieben waren, mit ihren ebenso schönen wie geschmeidigen Händen herausholen zu können. Der anwesende Rest der Familie war weitgehend hilflos, während Mutter ganz weiß im Gesicht wurde – aber nachher ihren Teller von allem, was noch übrig war, befreite, wie wenn nichts geschehen wäre. Denn Schamgefühl, das hatte Mütterchen immer, auch noch im hohen Alter, auch angesichts eines Missgeschicks beim Essen.

In Don DeLillos Roman *Körperzeit* (2001) wird ein Theaterstück geschildert, in dem eine Protagonistin versucht, in ihrer Körperperformanz ihren Körper abzuschütteln. Das Stück ist, so der Autor, hermetisch, langsam und quälend (124). Ursula versucht nicht, ihren Körper abzuschütteln. Er verschwindet ohne ihr Zutun. Sie möchte ihn behalten. Ist doch der Körper vieles gewesen und für vieles gut gewesen. Er war Hülle für unsere Kinder und Eingangstor für heftiges Begehren. Er trug uns in lichte Höhen und begleitete uns in tiefe Täler. Der Körper hat uns geplagt, wenn wir krank waren, und uns erfreut, wenn er uns vorwärtstrug. Nun kann der Körper kaum noch sich selber tragen. Nun ist er so entkräftet, dass sie, nur um sich zu erheben, alle Kraft der Welt, ihrer Welt braucht. Wie schön die von unserer Tochter Myriam rot lackierten Zehennägel! Wie lugen sie so unwirklich frisch und munter unter der Bettdecke hervor, an ebenso schönen wie schneeweißen Füßen! Und vor dem Bett liegen immer noch, wie in Carpaccios Gemälde *Der Traum der heiligen Ursula*, rote Pantöffelchen, nicht zum Bleiben, sondern zum Gehen und Fliehen bereitgestellt – wie Deine rot lackierten Hausschuhe, die immer noch im

Flur stehen und die ich am Tag immer im Passieren mit meinen Blicken streife.

Ich habe sie, liebe Ursula, im Hausflur als Erinnerung belassen. Aber Ursula will sich nicht einfach so hergeben. Sie unternimmt noch alle Besorgungen an sich selber. Eben richte ich ihr Kosmetik für ihren Aufenthalt im Krankenhaus her: Estée Lauder, Advanced Night Repair Eye. Das Gesicht bereitet besondere Sorgen. Denn dieses wird gesehen, und nach ihm wird man beurteilt. Nicht nur die Zehennägel offenbaren, wie mir ein Notfallarzt erläuterte, den Gesamtzustand des Eingelieferten. Wer sich um sich selber sorgt, zu dem tragen auch wir Sorge, so mein Gewährsmann. Obwohl man sich selber immer nur vermittelt durch den Spiegel oder durch Fotografien oder durch entsprechende Äußerungen überhaupt erst sehen kann.

Ursula sieht nun ein bisschen aus wie eine indianische Squaw, wie die Indianerfrauen in meiner Schulzeit genannt wurden. Der Mangel an Flüssigkeit zehrt nun am Gesicht. Das Aussehen der Squaws war wohl mehr oder weniger irrelevant, die Einrichtung des Bades, in dem man sich allmorgendlich und allabends im Spiegel begutachtet, ist eine Errungenschaft der westlichen Zivilisation. Auch das Fasten ist ja eine beliebte Übung in unseren Kreisen gewesen. Am Freitag gab es nie Fleisch, vierzig Tage vor Ostern wurde mit dem Fasten begonnen, Aschermittwoch und Karfreitag waren strenge Tage, auch für die Kinder, die sich daher auf Ostern freuten.

Ursula fastet nicht. Oder besser, sie fastet unfreiwillig. Sie kann nichts mehr aufnehmen außer über Sonden und außer ein paar Tropfen Wasser oder Coca-Cola. Nie in unserem Leben haben wir Cola getrunken. Nun soll diese künstliche Flüssigkeit plötzlich Erleichterung bringen? Triumphierend prangt sie auf dem Beistelltisch. Eine weltliche letzte Ölung. Jesus Christus fastete vierzig Tage lang in der Wüste. Ursula fastet nun schon unfreiwillige sechzig Tage, seit sie mir ins Ohr geflüstert hat: »Ich muss sterben.« Bei den Hindus soll es ein rituelles Zu-Tode-Fasten geben. Bei uns gibt es mit den Mitteln der modernen Medizin rituelle Lebensverlängerungspraktiken wie Messungen, neue Sonden, andere Kunstnahrungen, Gespräche mit Ärzten, Ernährungsberatern und Sterbebegleiterinnen, und mitten in den Gesprächsrunden pulsiert ein dunkles, blutfarbenes Cola. Der Leib und das Blut Christ. Erinnert ihr die hl. Messe, die täglich millionenfach stattfindet? Erinnert ihr euch? Die Eucharistie, die Transsubstantiation, die reale bei der römisch-katholischen Kirche , die virtuelle bei den Protestanten? Jetzt ist sie in Gestalt einer blutfarbigen Cola wieder präsent, einer Cola, die, wie bei den Blutwundern der Kirche, aufschäumt, wenn man sie berührt.

REISE ▪ Als Du noch da warst, vor dem wiederholten und immer schwerer werdenden Transport ins Krankenhaus und dem wiederholten Einzug in diesen Orden der Friedfertigkeit mit gleich gekleideten Ordensschwestern und -brüdern, wurdest Du rapide schwächer. Zutiefst bin ich erschrocken, wie ich, neben Dir sitzend, das seitliche Geländer einer Liege umfasste, in der fälschlichen Meinung, es sei Dein Arm, Dein Ärmchen, das sich so anfühle, so dünn und kalt. Ich erinnerte Deine Körperlichkeit, Deine Anmut, Deine liebende Umarmung und fragte mich, was das für eine Zumutung ist, die uns nicht nur die innere Freude wegnimmt, sondern auch noch den Körper, so dass am Schluss, Liebste, nur mehr ein Häuflein Knochen bleibt, eine mit einem von der lieben Tochter Myriam geschenkten Nachthemd umhüllte, der Körperlichkeit entzogene Königin.

Seit geraumer Zeit musst Du, ja, Du, alles, was Du zu Dir nimmst, wieder hergeben. Und zwar nicht auf dem üblichen Weg, sondern über den Mund. Was für ein Schrecken, wenn Schwarzes aus Deinem schmalen Gesicht hervordrang. Es gibt für den Anblick des Hergebens keine Kompensation. Weder durch Bereden noch durch Beschreiben. Aber man kann es auch nicht einfach übergehen. Man sieht sich einem angstmachenden, heftigen und gleichzeitig erhabenen Vorgang ausgeliefert. Vielleicht ist dieses Hergeben ein Versuch zu verschwinden. Vielleicht will Ursula, indem sie kleiner und leichter wird und ihr Körper bei allem Mangel jede Essensaufnahme sabotiert, auf diese Weise gehen. Ursula hat in den letzten Stunden ihres Lebens wie ein Vogel, der flügge werden will, mit ihren Ärmchen eine Art unbeholfene Flugbewegungen vollführt. Es war ein tief berührendes Versuchen. Ich erkenne Bewegungen wieder, die Neugeborene machen. Ursula warf sich mit ihren noch beweglichen Gliedmaßen wie ein gefangener Vogel gegen gläserne Scheiben.

Waren es die Vorboten des Todes, die Ursula ihre Arme wie an Schnüren, wie in einem Puppentheater bewegen ließen – choreografiert von Schlafes Bruder? Die Bewegungen hatten etwas Unwirkliches, Automatenhaftes.

Eine Sekunde lang erinnerte ich Olimpia in E. T. A. Hoffmanns *Sandmann* (1816) und *Kater Murr*, den wir in Bamberg Nacht für Nacht im Nebenhaus gehört haben. Wie auch immer: Wir trippelten, wenn Du, Liebste, nachts Schmerzen hattest, Arm in Arm um den runden Stubentisch herum. Einmal. Zweimal. Dreimal. Bis Du ermüdet an meinem Arm zurück ins Bett wolltest. Es war eine private Fronleichnamsprozession. Der Tod wohnte ihr bei. Wie ein Schmetterling glitt er aus seiner Körperhülle, wo er eingefaltet lag, und erfreute sich flügelschlagend seiner tödlichen Freiheit. Ist denn der Tod nicht etwas, das, wenn wir geboren werden, schon in uns ruht? Er wird zur Stelle sein im Sonnenschein und im Schatten.

»Wenn ich in Gott vergeh', so komm' ich wieder hin, wo ich in Ewigkeit vor mir gewesen bin«, so Ursulas oben zitierter Sinnspruch auf ihrer Todesanzeige, von Angelus Silesius. Wie häufig haben wir uns unterhalten darüber, ob man sich zu Tode fasten kann! Dann esse ich einfach nichts mehr! Ist das nicht der einfachste Weg, zu gehen? Nicht für uns, die wir vor Ursulas Lager bangen. Die Bilder eines konvulsivischen Erbrechens sind schwer zu ertragen. Schon als Kind haben mich die epileptischen Anfälle eines Jungen aus der Nachbarschaft so mitgenommen, dass ich mich angsterfüllt ob der Fremdheit dieses Anblicks verbarg und die Augen schloss.

Dass in diesen ein Aufbegehren böser Geister oder des Teufels gesehen werden konnte – wie das, wie man entsprechenden Verlautbarungen Roms entnehmen kann, noch heute praktiziert wird –, dass mittels bestallter Experten Teufelsaustreibungen zum Zuge kamen, in denen man den armen Kindern mit dem Kreuz droht und diese zwingt, den blutenden Leib Christi zu küssen und exorzistische Formeln zu wiederholen, ich glaube, ich verstehe das. Aber bei Dir, Liebste, schließe ich die Augen nicht. Wie häufig saß ich neben Dir, Liebste! Immer habe ich Nachtwache gehalten. Was geht in Dir vor? Was denkst Du? Wie viele Male habe ich Dir, Liebste, Waschtüchlein und Wasser gebracht! Ein Glas lauwarme Milch! Wie viele Male hast Du unter schwerster körperlicher Anstrengung versucht, zuerst selber, dann mit meiner Hilfe in eine aufrechte Lage zu gelangen – um nicht dieses mitleiderregende Schauspiel der eigenen Hilflosigkeit ertragen zu müssen! Um nicht wieder und wieder zu erbrechen! Wie übermannten mich die Schmerzen. Wie hilflos habe ich versucht zu helfen, Angst habend, Dir wehzutun oder gar Dir etwas zu brechen.

Wie häufig habe ich Dich gefragt, ob ich das recht mache! Wie habe ich Dir auf Deinen Wunsch das Nachthemdlein angezogen und Deine Dir ob der verabreichten Infusionen geschwollenen Beine ins Bett gehoben – und Deine schönen Füße und Deine so schön lackierten Zehennägel bewundert! Sie haben geleuchtet auf Deiner marmorweißen, wie gebleichten Haut, die Du nie – und darauf warst Du stolz – der Sonne ausgesetzt hast. Berninis *Verzückung der heiligen Theresia*, die wir nach Deiner ersten Erkrankung in der Kirche Santa Maria della Vittoria in Rom bewundert haben, wo die heilige Theresia vom göttlichen Pfeil der Liebe getroffen niedersinkt, zeigt den unter den aufgebauschten Gewändern hervorkommenden, marmorweißen linken Fuß. Du hast, liebe Ursula, auf dem Totenbett immer wieder deinen linken Fuß unter der Decke hervorgeschoben. Mir sind Tom Wesselmanns *Studies for seascape foot* zu sich aus tiefen Wassern reckenden Frauenfüßen eingefallen. Aus dem Meer auftauchende Füße. Wolltest Du zeigen, dass noch Schönes an Dir ist? Wie schön Deine fein rot lackierten Fußnägel immer noch sind? Füße, die Dich nicht mehr tragen und wie nur noch zur Zierde da sind.

Nun bist Du gegangen. Du konntest nichts mehr hergeben, weil Du schon alles hergegeben hattest. Noch kurz hast Du, Liebste, Deine Füße hergezeigt. Ich habe Deine Knie umfangen. Du warst fein und ätherisch und hast dennoch jene Kraft ausgestrahlt, die wir an Dir immer so bewundert haben. Stark wie der Tod ist die Liebe und die Leidenschaft. Wie schön, diese Worte aus dem Hohen Lied im Alten Testament. Brüste wie Kitzlein und ein Körper wie ein schöner Garten. Was für ein Hohn! Und Du, Ursula? Und Du! Müssen wir weinen? Oder bist Du gar schöner geworden, je magerer und fragiler Du wirst? Du nimmst ab und nimmst ab und gibst, was man mittels Sonden und Kanülen in Dich hineinrinnen lässt, alsgleich wieder her. Du steckst in einer eisernen Jungfrau, die Dich auspresst. Begehren und Erfüllung, Trennung und Vereinigung sind angesichts Deines Leids undenkbar, sie wären eine Kriegserklärung an Deinen Zustand.

Aber nie haben Deine Augen so geschaut, tief in mich hinein, wie um mich zu prüfen und sich zu vergewissern, dass ich da bin und dableibe. Ich bin doch da! Da! Ich bleibe Dir immer. Wie Du mir. Bis zu Dir ins Grab. Gehöre ich selber schon zu den Toten? Das Grab schließt sich erst, wenn ich auch dort bin. Bleibe, meine Liebste, und wenn Du gehst, bin ich bei Dir, und wenn Du gegangen bist, dann bist Du bei mir. Immer. Aber Dich zu erinnern in Deinem Weggehen ist so schwer.

Jede Vergegenwärtigung Deines Namens stürzt mich ins Leid. Bitte füllen Sie die Dokumente so weit wie möglich aus. So weit wie möglich! Allein der Name Ursula geht mir nur mit Schmerzen über die Lippen. Ich lege mich ins Bett und denke an Dich, was schwerer ist, als Dich, wie noch in den letzten Wochen Deiner Krankheit, neben mir zu wissen. Es tut mir weh. Ich sehe Dich, wie Du aufzustehen versuchst. Ich sehe Dich, Liebste, wie Du Dich mit Deinen kraftlos gewordenen Ärmchen, um das Wundliegen zu vermeiden und in eine dem Erbrechen nicht förderliche Position zu gelangen, wie Du Dich mit letzter Kraft um wenige Zentimeter im Bett zu verschieben suchtest. Schier fällst Du aus dem Bett. Ich will Dir helfen, Dich stützen und bin dadurch beschäftigt und abgelenkt. Mitten in der Nacht hattest Du solche Schmerzen, dass Du erneut mit mir aufgestanden bist und wir tausendmal, so kam es mir vor, den Esstisch, an dem Du, wie Du wusstest, nie mehr sitzen würdest, umrundet haben. Ich hatte Angst, Dir in Deiner Gebrechlichkeit wehzutun.

Warst Du da, haben wir aber miteinander viel zu tun gehabt. Warst Du nicht da und musste ich Dich vergegenwärtigen, dann wurde alles viel schwerer. Das Abwesende verdrängt das Anwesende. Die Suprematie des Abwesenden erdrückt die Welt, in der wir leben.

Die Wirklichkeit wird von etwas Übermächtigem aufgezehrt. Den Bildern Deines Leidens bin ich ohne motorische Gegenwehr ausgeliefert. Ich kann Dir nicht und nicht mehr helfen. Oh sieh mich an! Die Erinnerung schwächt mich. Wie Du mit Deinem lebensversprechenden Gerät, an dem auch zu Hause die künstliche Ernährung befestigt war und leise und voller Versprechungen durch die Plastikschläuche rann, fast nicht mehr gehfähig zur Toilette Dich bewegt hast, voller Pein und unter Zuhilfenahme der letzten Kraft; nur im Augenblick des Geschehens war das erträglich.

Man hatte zu tun. Es war unmöglich, anderes zu denken, zu träumen, zu verfluchen. Man musste aufpassen, dass kein Kabel sich verhedderte, dass die Schwellen Deinen so langsam gewordenen, tastenden Gang nicht aufhielten. Du warst so mager. Du hast Dich immer wieder hochzukämpfen versucht. Deinen so leicht gewordenen Körper wolltest Du selber aufrichten, um ihn in eine bequemere Position zu bringen. Nur sich wenigstens noch selber aufrichten. Was bleibt noch von diesem so geschlossenen und disziplinierten Körper, der für mich von so großer Anziehungskraft war?

Das Sich-Aufrichten-Können gehört doch zum Wesen des Menschen. Das macht doch seinen Vorteil aus, dass er sich erheben und in die Ferne schauen kann. Immer wolltest Du alles noch selber bewerkstelligen. So warst Du halt. Eine gewisse Starrköpfigkeit hattest Du, Ursula, immer. Aber es war gewiss auch der unablässig verletzte Stolz einer Frau, die – jedenfalls für mich – unendlich schön war und die ich abgöttisch liebte und liebe. Ursula schämte sich ob ihrer Hilflosigkeit. Nicht einmal mehr selber waschen konnte sich Ursula. Es tut mir weh, das zu erinnern. Das Einsteigen in die Badewanne wurde unmöglich. Das kahl gewordene Geschlecht ließ sich nicht mehr verbergen, wie groß die Scham ob dieses Zustandes auch immer war. Als die Wannensitzbank gebracht wurde, wie waren wir da beide beschämt und traurig. Die Bank symbolisierte den Anfang vom Ende. Wir wussten doch, dass das nicht mehr umkehrbar war. Das war der letzte Akt. Der Körper wurde zu etwas Gehasstem. War die Aufzehrung des Körpers vielleicht eher ein Zeichen der Auserwähltheit?

Haben die großen Mystikerinnen nicht auch anorektische Züge gehabt? Teresa von Ávila? Katharina von Siena? Wie hilflos Ursula plötzlich war. Sie, die allen so geholfen hat, ihr musste nun geholfen werden. Bei allem. Bei *allem*. Die Erinnerung ist schmerzhafter als jede Wirklichkeit. Die Erinnerung ist, was immer Jean

Paul sagt, keineswegs ein Paradies, das einem nicht gestohlen werden kann. Denn die Erinnerungen an das Leid von Ursula verdoppeln das Leid. Vielleicht sähe das anders aus, wenn Ursula den Kampf hätte erfolgreich zu Ende bringen können; wenn es sich gelohnt hätte und der Tod ob so viel Leid beschämt abgezogen wäre – sofern dieser überhaupt sich in die Menschen hineindenken könnte. Wenn die übermenschlichen Anstrengungen Ursulas nur belohnt worden wären! Aber das war ja nicht der Fall. Die Subtraktion ging unerbittlich weiter. Und das sah und wusste Ursula in den letzten Wochen und Tagen. Aber Du wolltest noch einmal, ein letztes Mal, nach Hause.

Diese Reise, das wussten wir alle ganz genau, würde die letzte Reise lebendigen Leibes sein. Nachher lagst Du nur noch. Zum letzten Mal über die Treppe zur Wohnung im ersten Stock. Was musste das für Dich für ein unbeschreibliches Gehen, besser Prozessieren sein! Wo Du über zwei Jahrzehnte so leicht wie in der Kindheit flink über allerhand Hindernisse gesprungen bist. Was für eine ohnmächtige Anstrengung jetzt! Nach jeder Stufe innehalten. Die nächste ins Auge fassen. Sich hinaufziehen an den Armen Deines Mannes, Deiner Kinder Myriam und Lukas und am Geländer. Wie Du unter größter Anstrengung Deinen von den Operationen und vom Liegen wunden Körper hinter Dir hergeschleppt hast! Du, die Du mir jeweils die Treppe hinauf von der Garage zum Hauseingang vorausgeeilt bist. Nie mehr würdest Du nach diesem letzten Mal Deine Füße über die Schwelle setzen können. Das wussten wir alle, Du, Ursula, ich und auch Myriam und Lukas.

Dann der Abschied. Deine schweren, dunklen Augen, sie streiften, das wussten wir genau, zum allerletzten Mal Deine so schön eingerichtete Wohnung. Streifen würden sie Potiphars Weib, die italienische Ideallandschaft, den verzückten hl. Sebastian. Die Buddhas, ungerührt und unbeweglich, versiegelt. All die Bernhardsgrütters – besonders das Bild, das Dich auf carpacciorotem Bett zeigt mit dem Kalvarienberg im Hintergrund. Den Hauswurz auf dem Balkon. Die Reste des Solanum – ein Nachtschattengewächs, das Du so mochtest und das ich nun nicht entsorgen mag. Mütterchens Kakteen, die auf Deinem Balkon gerade jetzt so wunderbar blühen. Ach, könnte ich Dir doch ein Bild senden! Denn unter schöneren Blüten bist Du, wo Du jetzt bist, doch nicht! Die mit Erinnerungen gefüllten Schränke und Schubladen, vor allem mit Fotografien. Dafür, liebe Ursula, hast Du ja die zwei Schachteln mit je fünfhundert Fotoecken gekauft. Du wolltest doch in Kürze mit dem Ordnen und Einkleben beginnen.

Ach, könntest Du doch frohgemut leben, was Don DeLillo am Ende eines seiner Romane schreibt: »... trat ins Zimmer und ans Fenster. ... öffnete es, ... riss es auf ... wollte den Biss des Meeres auf ihrem Gesicht spüren, den Fluss der Zeit in ihrem Körper« (2001: 140). Biss des Meeres! Was für ein merkwürdiger Ausdruck! Und jetzt? Jetzt sehen Deine Augen gar nichts mehr. Sie waren schon seltsam milchig und undurchsichtig auf dem Totenbett. Dein Gesicht war eine einzige große Träne. Die Pupillen schienen sich nach innen zu kehren, ein bisschen wie bei Heiligenbildchen. Aber vorher diese Reise, eine Reise ans Ende der Welt. Wir alle, auch Ursula, wussten, dass es die letzte Reise war – und der letzte kurze Aufenthalt in Deinen eigenen vier Wänden sein sollte. Drei Stunden dauerte der Aufenthalt. Deine Welt reichte noch so weit, wie Deine Augen reichten.

Du hast diese Wohnung so geliebt. Sie erschien mit Dir in einem merkwürdigen, fast möchte man sagen: sakralen Licht. Eine Mischung von Zelle und Kapelle. Der Tod und die Liebe hatten eine atemberaubende Kraft. Es herrschte eine Stimmung tiefster Schwermut und Andacht. Ein Vorhang fiel zwischen Körper und Bewusstsein. Ursula auf dem Weg zum Schafott. Kein Biss des Meeres auf dem Gesicht. Aber der Duft weißer Orchideen! Ursula hat dem Tod ins Gesicht geschaut. Sie hat ihn in letzter Verzweiflung feige genannt, weil er sich nicht zeigt. Und nicht wie Carpaccios Todesengel ernst und wuchtig das Zimmer betritt. Dass sie sterben müsse, hat Ursula schon an Weihnachten zu mir gesagt. Sie hat den Todeszeitpunkt selber bestimmt. Nach dem letzten Urlaub, nach dem Kommen der Kinder. Nach dem letzten Besuch ihrer Mutter. Auch ihrer beklagenswerten Mutter hat sie das eröffnet.

So habe ich mir mein Leben nicht vorgestellt. Wir erhofften uns heitere, gemeinsame Altersjahre. Nun habe ich Dich verloren. Wenn ich das schreibe, möchte ich zu Ursula ins Grab. Wie Emma, Ursulas Mutter, die mir heute gesagt hat, sie wolle Ursula sehen, im Grab. Sie wolle wissen, wie sie aussieht, denn die tote Ursula habe man ihr vorenthalten. Sie wolle zu ihr. »Es ist Nacht, und mein Herz kommt zu dir, hält's nicht aus, hält's nicht aus mehr bei mir. Legt sich dir auf die Brust, wie ein Stein, sinkt hinein, zu dem deinen hinein. Dort erst, dort erst kommt es zur Ruh', liegt am Grund seines ewigen Du« so lautet Christian Morgensterns Gedicht

Es ist Nacht. Wir haben uns alle, Myriam und Lukas, die todkranke Ursula und ich, aneinander gehalten und uns gegenseitig Mut gemacht.

Der Donner des Todes erfüllte den Raum. Der Augenblick erweiterte sich. Ursula saß im Lehnstuhl auf dem Balkon und hat überaus verlassen gewirkt. Sie war bleich wie Wachs, aber eigentümlich schön. Nie verlor Ursula ihre Schönheit. Auch im Sterben nicht. Sie war, ich habe das genau gespürt, allein, ganz allein mit ihrem Schmerz, obwohl wir alle da waren. Der Gang zurück auf die Palliativstation war von allergrößtem Leid und allertiefstem Schmerz geprägt. Ist doch die Palliativstation die Sterbestation und eine Art Todesurteil. Ich kann nicht, aber muss daran denken. Oh Gott. Es war der Gang ins Sterbezimmer und das Sichparat-Machen fürs Sterbebett. Ich kann nichts dafür, aber mir fiel Ursulas elterliches Schlachthaus ein, wo die Schlachttiere auf ihre Tötung warteten. Die rot lackierten Nägel sorgten für die einzige kurze Erleichterung und Erinnerung an das, was war und was Ursula verlassen musste. Ursula hat so gern gelebt! Sie war noch so ungestüm der Erde verhaftet. *Vorüber* von Matthias Claudius fällt mir dazu ein: »Vorüber! ach, vorüber!«, so schreibt er, »Geh, wilder Knochenmann! Ich bin noch jung, geh, Lieber! Und rühre mich nicht an« (79). Wir wollten noch so viel unternehmen. Wir haben uns noch so gerüstet für die Annehmlichkeiten des Alters.

STERBEN ▪ In einem kleinen weißen Büchlein notierte sich Ursula folgende Stelle aus dem Lukas-Evangelium: »Seht an meinen Händen und Füßen, dass ich selbst es bin; rührt mich an und seht, ein Geist hat doch nicht Fleisch und Gebein, wie ihr seht, dass ich es habe« (Lk 24,39). Fleisch, das war noch so wenig bei Dir, Ursula, Du warst, kaum zurechtgemacht fürs Bett, mit Deinem Körper schon nicht mehr da, du warst dabei zu gehen. Nur mehr Haut und Knochen warst Du und doch von kraftvollster Anwesenheit. Auch der Kopf, den ich immer wieder drückte und an mich presste, war zwar nur mehr der Schädel, fast ohne Haare, ein kostbares Gefäß mit geheimnisvollen Schätzen.

Uns umfing, während ich Dich hielt, Liebste, ein sonderbares Licht, wie wenn wir gemeinsam in den Tod gehen würden oder müssten. Die Süße des gemeinsamen Ganges in den Tod! Heilige und Häftlinge haben sie beschworen. Es war, wie wenn mit jedem Deiner hörbaren Atemzüge auch Dein Leben hörbar entschwände und Deine durch den Gewichtsverlust Dir wie zu groß gewordene und sich noch einmal krampfhaft zusammenziehende Haut versuchen würde, das Leben in seinem letzten Flackern zu bewahren.

Gleichzeitig hast Du Deine Ärmchen aus dem Bett gestreckt und sie wie abwehrend über Dich gehalten. Der fortgeschrittene Muskelschwund hat es schon beinahe verunmöglicht. Die Bewegungen glichen unbeholfenen Flügelschlägen von noch nicht flügge gewordenen Vögelchen. Bevor sie wieder erschöpft zurückglitten – und wieder sich erhoben wie seltsame, sich aufreckende Pflanzen oder wie gerade gefangene Vögel, die sich verzweifelt zu befreien versuchen. Die sich auch, so erschien es mir, gegen uns wendeten, besser sich uns, wenn wir sie ruhighalten wollten, wie entzogen. Wenn ich nur selber tot wäre. Dann hätte diese Qual ein Ende.

Wir büßen, wie Simone de Beauvoir sagt, die Schuld des Überlebens mit tausend quälenden Gewissensbissen, zu wenig getan, geliebt, geherzt zu haben. Deshalb habe ich ja die letzten paar Tage bei Dir im Krankenhaus geschlafen. Du wolltest es so – vielleicht haben wir dann doch eine zu große Nähe, die Du doch auch wieder abgelehnt hast, gehabt. Woher rührt diese seltsame Abwehr? Wollen Sterbende in den letzten Stunden und Minuten mit sich allein sein? Haben sie so viel zu tun mit sich, dass sie sich keine entsprechende Verausgabung mehr gestatten können? Aber Deine tief eingesunkenen Augen ruhten seltsam umflort auf uns. Ein leichtes Zittern der Lider. Beinahes Erlöschen. Die Umrisse der Iris, die manchmal nach oben zu gleiten schien. Du konntest die Augen in den letzten zwei Stunden nicht mehr zutun. Selbst den Lidern fehlte die Kraft. Du hast mich gebeten, sie Dir nach dem Ableben zu schließen, was ich auch versucht habe. Aber wie zum Trotz hast Du Dich gewehrt gegen einen endgültigen Verschluss. Ein klein wenig offen gehalten hast Du sie, so fest, dass ich den Versuch aufgab. Du wolltest uns, so sehe ich das, sehen. Uns, nicht das helle Licht, das von den Nahtoderfahrenen immer wieder erlebt und geschildert wird.

Schlafe, schlafe für immer, Liebste. Ich komme auch zu Dir. Hat man geschaut, hat unser Enkelkind Tristan besorgt gefragt, ob denn das Herz von Oma noch schlägt? Ich lasse einen Tunnel zurück, den Deine Mutter auch noch benutzen kann. Denn gerade hat sie wieder mir geoffenbart, dass sie Dich sehen, dass sie zu Dir ins Grab will. Liebste. Muss ich doch zu Dir kommen, wenn Du nie mehr zu mir kommst. Auch ich muss sterben. Vielleicht schon bald. Dann werde ich zu Dir abgesenkt und neben Dich gelegt und suche Deine Hand. Ich grabe mich durch das feuchte Erdreich – bis ich Deine gebrochenen Augen sehen kann. Es ist Nacht, und mein Herz kommt zu Dir, hält's nicht aus, hält's nicht aus mehr bei mir. Legt sich Dir auf die Brust, wie ein Stein. Sinkt hinein, zu dem Deinen hinein. Dort erst, dort erst kommt es zur Ruh', liegt am Grund seines ewigen Du. Immer wieder diese Klage. Auch ich muss sterben. Ursula, das verbindet uns. Ich komme. Alle müssen sterben. Wir kommen schon als Todgeweihte auf die Welt. Die Welt beißt zu. Mit scharfen Zähnen. Deshalb die Blessuren. Das verbindet uns Menschen. Der Tod, so Jean Paul, ist ein Pfeil, der im Augenblick der Geburt abgeschossen wird und uns im Augenblick des Todes erreicht. Wo ist der mir zugehörige Pfeil? Schon in der Nähe? Schwirrt er schon durch die Toggenburger Wälder? Höre ich nachts, wenn es still ist, nicht sein Sirren? Ich bin todgeweiht. Vielleicht ist das der letzte Tag, kein Mensch weiß, wann er sterben mag.

Sterbe ich, begebe ich mich zu den Verstorbenen. In das Reich der Toten. Die Zahl der Toten, wenn sie auferstehen würden, wäre das Tausend-, Millionen- oder Milliardenfache der Zahl der Lebenden. Ihr Aufstehen, wie es etwa Luca Signorelli in mir im Kopf hängen gebliebenen Fresken darstellt, wo sich die armen Menschlein aus dem Erdreich herauswühlen – eine angstmachende Vorstellung. Die Friedhöfe und Wälder und Wiesen übersät mit Auferstandenen. Herumirrend und verzweifelt ihre Lieben suchend. Betend und fluchend. Nein, ich halte mich an die Lebenden. Ursula hat mich verlassen. Zurück bleiben Kleider, Toilettenartikel, gesammelte Bilder der Lieben, ein iPad und ein iPhone sowie eine Stimme, die freundlich und bestimmt, wie Ursula eben war, im Festnetz immer noch auf die Möglichkeit hinweist, eine Nachricht zu hinterlassen. Aber meist ist der Anrufbeantworter leer. Vergeblich abgehört.

Niemand hinterlässt eine Mitteilung. Denkt denn niemand an mich? Bleibt mir nur mehr Freund Hein? Er braucht keine Toilettenartikel. Er ist schneeweiß. Das Geschlecht ist nicht erkennbar. Er kommt immer, meist als Mann, und dann ist er gar keiner, so Elfriede Jelinek in *Macht nichts* (1999: 33). Mein Tod muss eine Frau sein. Ich will eine Frau. Meine Regungen werden dann, dann vielleicht, eher erstickt unter einem Schleier des Vergessens. Es schneit. Die Löwenzahnwiesen verschwinden unter einem gleichmäßigen Weiß. Der Sarg Ursulas war weiß. Weiß war die Farbe Ursulas. Während im Tessin ein fernes Donnern zu hören ist, liegt derzeit eine weiße Decke über St. Gallen, welche Friedliches ausstrahlt und die Dunkelheit erhellt.

Es bleiben mir, herumgestreut in den Räumen meiner Wohnung, Dinge, die Ursula auferwecken, auf meine Liebste verweisen. Ein Tempotaschentuch unter dem Sofa. Ein einzelner, vergessener Stützstrumpf. Ein säuberlich aufgerollter Verband; in einer Schublade viele davon. Im Wäschekorb: ein Nachthemd, eine Bluse, Unterwäsche in zarten Farben und aus duftigen Stoffen. Eine Reihe von Notizheften, von denen eines der Aufzeichnung der eingenommenen Kalorien diente, ein anderes minutiös die fortdauernde Hergabe von Nahrung festhielt. Messungen, Eintragungen: Morgens erbrochen, mittags erbrochen, nachts dreimal erbrochen. In weichem Blei hast Du diese Vorgänge trotz großer Müdigkeit aufs Papier gebracht. Die Zähne haben sich in Dich hineingearbeitet. Wie die Raubtierfänge ihre Beute aufreißen, haben sie Dich aufgerissen. Ursula musste sterben. Der innere Feind hat sich heimlich vorgearbeitet. Der Körper hat die Todesnachricht überbracht – indem er sukzessive verschwand. Darum die exakten Ernährungsprotokolle von Ursula, welche die täglich sich verringernde Distanz zum Tod festhalten.

Notiert hat Ursula auch: »Dem grobstofflichen Körper des unzerstörbaren und unmessbaren und ewigen Lebewesens ist es mit Sicherheit bestimmt, zu sterben. Wie ein Mensch alte Kleider ablegt und neue anzieht, so gibt die Seele alte und unbrauchbar gewordene Körper auf und nimmt neue materielle Körper an.« Woher hast Du das, Ursula? Dein Körper, Ursula, war schön und rein. Die Seele hat sich geirrt. Schau Dich um, liebe Seele! Die Besten sterben zuerst. Todtraurig lege ich mich ins Doppelbett. Noch habe ich es nicht frisch bezogen, lege Dein Kissen auf meines, um Dich zu spüren. Dein Kopfkissen trug Deinen Kopf. Dein Kopf war so fest und bestimmt! Er lag da, wo jetzt meiner liegt. Wie habe ich Dich um den Kopf gehalten und Deinen schönen Kopf gestreichelt. Deinen Haarschopf an mich gedrängt.

Aber Du hattest immer weniger Haare. Bald nur mehr Büschel. Du musstest eine Perücke überziehen. Du hast mit Tränen in den Augen nachts vor dem Spiegel im Badezimmer die Perücke erprobt, mit der dann die Enkelkinder herumgespielt haben. Unauslöschlich peinigt mich dieser Vorfall. Wir beide sahen einen immer weniger existierenden, sich gleichsam subtrahierenden Körper, einen Körper, den wir so lieb gehabt haben und dem Du alle erdenkliche Sorgfalt angedeihen ließest. Im Sarg hast Du gar keine Haare mehr gehabt. Du wolltest den Trauernden keinen Anblick von Dir zumuten, der sie hätte erschrecken können. Nicht einmal ich sollte Dich so sehen müssen. Du wolltest in den Herzen Deiner Lieben bleiben, wie Du vorher warst. Auch ich nicht, Liebste, sollte Dich so sehen müssen. Du wolltest Deinen Sarg zugenagelt haben – wie wenn niemand wissen sollte, ob du überhaupt in ihm bist. Du wächst nun mit der Erde, in die man Dich eingelassen hat, zusammen. Ich muss weinen, wenn ich daran denke: wie Du mit der aufgesetzten Perücke vor dem Spiegel geübt hast – und sie Dir immer in anderen Posen zurechtgerückt hast.

Die theologische Eschatologie befasst sich mit der Lehre von den letzten Dingen. Dem Schlag der Uhren. Der letzten Ölung. Dem Requiem. Den Totenliedern. Mit Erhabenem. Nicht mit der Wäsche. Dem Verbandsstoff. Blutflecken, weggeworfenen Kanülen. Dem zerknüllten Tempotaschentuch, mit dem Du Deine immer wieder hervorbrechenden Tränen aufgefangen hast. Und schon gar nicht mit etwas so Weltlichem wie einer Perücke. Aber nicht nur Tränen und Nahrung, sondern auch Deine Haare musstest Du hergeben. Der Tod wollte Dich, so erschien es mir, lebend tot. Er saß Dir im Nacken. Er wollte Dich, wie man sich im Röntgenbild sieht: transparent bis auf die Knochen. Wer stirbt, muss alles zurücklassen. Alles. Seinen Körper, seinen Besitz, seine Kraft, auch seine Freunde, seine Hoffnungen und Träume.

Aber haben wir nicht immer neue Träume? Bilden wir nicht immer wieder Möglichkeiten aus, und treiben wir nicht blind und hartnäckig zugleich die Wirklichkeit imaginären Möglichkeiten entgegen? Sagt man nicht, die Möglichkeit sei des Menschen liebste Wirklichkeit? Vielleicht ist diese, die vorwärtstreibende Beantwortung dieser mencheneigenen Lage eine spezifisch abendländische. Vielleicht ruht das glänzende Schauspiel der westlichen Zivilisation auf einem letztlich dem Christentum geschuldeten heilsgeschichtlichen Fundament auf. Die Besessenheit, die wirkliche Welt durch eine Traumwelt zu ersetzen, mag eine spezifisch europäische sein. Aber umgekehrt? Was Ursula und vielen anderen vor uns widerfahren ist? Dass das Anwesende, die Präsenz eine beispiellose Kraft entfaltet. Dass das seit zwei Jahrtausenden gepriesene Jenseits uns zwar keine himmlischen Geschenke zukommen lässt, aber ein Leben voller Sehnsucht. Gott hat uns zu früh aus seiner Hand gelassen, zu wenig lange konnten wir kätzchenselig in seiner Hand schnurren. Gleichzeitig hat die Idee von einem gleißenden Endreich ihre Kraft eingebüsst und hat die Ermüdung ob der Vorwärtsappelle endemische Ausmaße erreicht.

SEHNEN ■ Du, Ursula, hast zwei Monate vor dem Tod mir gesagt: »Ich muss sterben.« Was haben die zwischen dieser Aussage und dem Tod liegenden zwei Monate für eine Kraft entfaltet! Der Tod hat sich freundlich und unauffällig ans Bettende gesetzt, aber hinter ihm nahte majestätisch das Jenseits. Ein Jenseits im Diesseits. Ein Jenseits, nicht getragen von Kirchendienern in schwarzen Kutten und beschworen von murmelnden Priestern in brokatbesetzten Gewändern, sondern ein Jenseits voller Sorgen und Nöten. Wir haben uns angesehen wie damals, als wir nach längerer Zeit versucht haben, uns wieder zu treffen auf einem Bahnhof. Ich habe Dich von Weitem gesehen und bemerkt, dass auch Du mich gesehen hast. Wir gingen aufeinander zu, und im Aufeinander-Zugehen sind wir uns wie entglitten. Im Krankenzimmer, wo Du bettlägerig warst und nur mehr so schwer Dich aufrichten, geschweige denn aufstehen konntest, hast Du mich angesehen wie damals spätabends auf dem Bahnhof in Lugano.

Damals haben wir uns einander wortlos versprochen, und wir haben das Versprechen auch einzulösen versucht. Wir sind Hand in Hand durch die leere Stadt zu Deiner Wohnung gegangen und konnten es kaum erwarten, einander in den Armen zu liegen. Nun, wo Du, Liebste, todkrank im Krankenbett liegst, kannst und willst Du Dich nicht mehr schenken und kann ich Dich nicht mehr besitzen, der Körper lässt keine ungestüme Annäherung mehr zu. Die Liebe verliert, die Zuneigung gewinnt, sie gewinnt so vielleicht sogar eine eigentümliche Kraft, sie ist erfüllt vom Anblick, vom Augenblick, sie muss mit wenigem auszukommen suchen. Aber ihr wohnt auch etwas Tödliches inne, das Wissen um ein absterbendes, ein malträtiertes Geschlecht. Am heftigsten vorhanden ist freilich die Furcht vor dem Abschied, und zwar vor dem endgültigen – eine Furcht, die jeder tiefen Liebe innewohnt.

Denn die Gewissheit, nicht irgendwann sterben zu müssen, sondern bald, zu einem ziemlich genau benennbaren Zeitpunkt, die Eröffnung also einer Frist ohne die Möglichkeit einer Fristerstreckung, ein Leben also mit einem Ablaufdatum, straft jede Verherrlichung des Todes Lügen. Wir sitzen in der Finsternis und im Todesschatten (Lk 1,79), wie es in der Schrift beim Evangelisten Lukas heißt. Aber würde Ursula nicht gehen, würde ich auf das zurückbleibende Geschenk verzichten müssen, jemanden zu haben, der mir Tag und Nacht fehlt.

Ich weiß, das ein Geschenk zu nennen, ist blasphemisch. Aber die Liebe erschöpft sich nun einmal nicht in der Präsenz. Sie wächst, wenn Liebende sich voneinander entfernen. Ohne Fehlen keine Sehnsucht, ohne Gehen kein Kommen, ohne Abwesenheit keine Trauer, ohne Absenz kein Schmerz. Aber das gilt doch wiederum nur dann, wenn der Mensch sich nicht als abgeschlossen betrachtet und eine Phantomwelt imaginiert wird, in der wir uns alle wiedersehen. Denn in alle Ewigkeit Schmerzen erleiden zu müssen, ohne dass uns jemand oder etwas von ihnen erlöst, das wäre ja auch kein Zustand. Der Abschiedsschmerz ist natürlicherweise besonders heftig, wenn einen Hände zurückhalten wollen, wenn sie dich nicht lassen, wenn sie dir helfen wollen, aber exakt das Gegenteil resultiert. Der Tod wartet, sitzt freundlich am Bettende und sieht Dich auf sich zukommen, während Du von tausend Händen zurückgehalten wirst, die Dich nicht, niemals gehen lassen wollen. Aber das Gehen wird dadurch umso schwerer, und Du wehrst Dich gegen die Dich haltenden Hände – eine Abwehr gegen ein Dich-Halten und Streicheln, das so betrübt hat, jedenfalls mich, Deinen Geliebten, der ich doch war. Du hast Dich weggedreht und dem Tod zu. Du hast mir doch gesagt, dass Du in meinen Armen sterben wollest, ich Dich halten soll wie die Muttergottes Maria ihren blutüberströmten Heiland.

Aber wo war ich, als Du starbst? Nicht da. Mit Nora, der jüngsten Enkelin, in der Cafeteria. Ein paar Meter entfernt. Das Haus, wo Du lagst, wurde ausgerechnet in diesem Moment, als Nora und ich es verließen, von drei Alphornbläsern bespielt, ich hörte die Posaunen von Jericho. Erfreut haben diese Hörner mich am sechzigsten Geburtstag, unsere Tochter hörte sie vor dem Freiburger Rathaus zum Hochzeitstag, und jetzt, zur Sterbestunde von Ursula, stehen sie am Eingang des Hauses 02, und Nora und ich empfinden eine Art Schauern ob dieser dunklen Klänge, die uns über ein paar Minuten hingehalten haben. In diesen Minuten starb Ursula. Wollte sie ohne uns leichter gehen können? Hat sie die Hornisten bestellt? Bekommt so, dass ich nicht da war, seinen Sinn? Oder überschätze ich mich? Hat Ursula, nachdem sie die Infusionen und die verschiedenen Möglichkeiten künstlicher Ernährung und entsprechender Sondennahrungen nicht mehr wollte und sich von ihnen merkwürdig heiter befreite, sich auch befreien wollen von der Welt und von uns, die sie mit aller Kraft zu halten versuchten?

Verzweifelt hat Ursula in den letzten drei Monaten ihres zu kurzen Lebens geträumt, gehofft, begehrt, leben wollen, einfach leben wollen mit uns. Wer gehen muss, dem fällt das Gehen umso schwerer, wenn er oder sie geliebt wird, und Ursula wurde geliebt, tief und fest. Es tut weh, daran denken zu müssen, dass man auch alle Liebe zurücklassen muss. So hat Ursula ihre Bezüge zu uns und der Welt selber kappen wollen, um nicht die Schmerzen des Gehenmüssens zu sehr zu erleiden. Darum hat sie den Moment abwarten müssen, wo ich mit Nora an der Hand das Zimmer verließ und uns unten die heimlich bestellten Alphornbläser aufgehalten haben. Nun bin ich allein. Ich habe mich wie Trisha in Stephen Kings Erzählung *Das Mädchen* tief im Wald verirrt. Vielleicht werde ich wie Trisha wieder herausfinden. Vielleicht wird mir jemand helfen. Vielleicht auch nicht. Oder muss ich alleine sterben? Schleppe ich mich, wenn mir etwas zustößt, alleine in die Notfallaufnahme?

Du, Ursula, bist gegangen. Noch fehlen mir die Worte, um mir das klarzumachen. Denn Du bist ja mit einem Teil Deines Wesens weiterhin, vielleicht sogar stärker als je präsent. Du bist ja in einer seltsamen Verklärung da, die mich in allem, was ich tue, begleitet und auch alles Tun mit einer dunklen Trostlosigkeit überzieht. Immer noch, wenn ich auch nur den Namen Ursula in meinem Munde forme, kommen mir die Tränen. Manchmal meine ich, ich sei unrettbar verloren und gehörte selber schon zu den Toten und befände mich auf einer Toteninsel. Aber die Artikulation des geliebten Namens führt auch Erinnerungen mit sich, die sich sanft anfühlen. Es mag sein, dass es ein wohltuendes Vergessen gibt. Eben haben Forscher der Universität Basel einen Wirkstoff entwickelt, der negative Erinnerungen löscht. Nicht wenige sagen mir, dass es auch ein hilfreiches Vergessen gebe. Das mag für die ganz traurigen Momente im Leben gelten. Für das Absenken des Sarges am ersten Frühlingstag, des kiefernweißen Sarges auf dem Ostfriedhof, begleitet von ein paar Dutzend Augenpaaren, deren Gedanken, jedenfalls bei mir, auch abgesenkt wurden in die Tiefe eines nassen Erdreiches, wo nun meine Ursula ruht und nicht mehr nach oben kann.

Aber diese nachtschwarzen Momente lassen sich vielleicht abmindern? Vielleicht verbinden mit anderen Episoden, die mir geblieben sind? Ist es nicht merkwürdig, dass ich im Angesicht des offenen Grabes, an dem hundert rote Rosen für die Trauergäste bereitstanden, damit sie sie in die offene Erdwunde werfen konnten, bei der purpurroten Farbe dieser Rosen das Rot erinnerte, das Vittore Carpaccio in seinem Zyklus über das Leben der heiligen Ursula im späten 15. Jahrhundert in jedes seiner großformatigen Tafelbilder eingebracht hat? Die roten Rosen, sorgsam von den Trauergästen zum Sarg hinabgeworfen, erfüllten das Grab nun von innen her mit eben jenem leuchtenden, leicht ins Purpurrote changierenden Ton, der durch seine Präsenz und geheimnisvolle Leuchtkraft dem Carpaccio-Rot den Namen gegeben hat.

Tief waren Ursula und ich, damals in Venedig, in der Accademia, von den in Saal XXI gezeigten Tafeln, von jenem Gemälde beeindruckt, das den Titel *Der Traum der heiligen Ursula* trägt und das zu unzähligen Deutungen Anlass gegeben hat, besonders schön jene von Ilma Rakusa (2007). Zutiefst beeindruckt hat uns dieses Bild natürlich schon aus dem schlichten Grund, dass meine Ursula eben Ursula heißt. Aber Ursula habe ich kennengelernt in einem blau gegürteten, weißen Gewand, mit drei anderen Jungfrauen, die Muttergottes Maria tragend, die leicht schwankend ihr wiederum purpurrotes Herz unter einem weit geöffneten blauen Mantel herzeigte und uns liebevoll ansah. Überdies ist Ursula im Sternzeichen der Jungfrau geboren, was sie, die Prozessionsmadonna tragend, in diesem Moment ja auch war. Der Legende zufolge ist die heilige Ursula, eine Prinzessin aus königlichem Haus, auf dem Heimweg von Rom nach Köln zusammen mit elftausend Jungfrauen ermordet worden.

Die Details dieses Bildes, wie die blau gewandete Erscheinung des prächtigen Todesengels – der mir übrigens schwanger zu sein schien, jedenfalls in der Ansicht, die uns der Maler darbietet –, weiter der geflochtene Haarkranz, die sich anmutig an die Wange der liegenden und mit einem carpaccioroten Überwurf bedeckten Jungfrau legende rechte Hand, das weißliche Hündchen am Fußende, die verschwommen sichtbare männliche Skulptur über dem linken Türrahmen und anderes mehr sind ebenfalls immer wieder analysiert, gedeutet und in den Zusammenhang der Zeit gestellt worden – aber nicht die rechts von der schlafenden Ursula abgelegten winzigen roten Schuhe.

In sämtlichen Bildern dieses Gemäldes, die das Internet zur Verfügung stellt, sind diese wie wegretuschiert oder ist die Abbildung am unteren Rand so beschnitten, dass die Schühlein nicht mehr ins Bild gelangen können. Dabei waren sie für mich, als ich dieses Bild zum ersten Mal sah, jenes Detail, das für mich dem Bild etwas gleichzeitig Liebliches wie Furchterregendes verlieh. Ich zähle zu denen, die Dinge sehen, die nicht da sind. »Boots are made for walking«, so ist es, wie der Welthit von Nancy Sinatra aus dem Jahr 1966 hieß – ein Jahr, bevor Ursula und ich geheiratet haben. Ist dieses Bild mit den parat gestellten Schuhen nicht ein Sinnbild für unser aller Leben? Bei uns allen steht doch der Todesengel vom ersten Atemzug an in gleichbleibender Nähe. Die Schühlein der heiligen Ursula hat Carpaccio doch bereitgestellt, so habe ich mir das zurechtgelegt, für die Flucht. Und Ursula tut nur so, wie wenn sie schlafen würde. In Wirklichkeit ist sie hellwach und wartet nur auf den Abgang des Boten, um dann aus dem Bett zu springen, die Schühlein anzuziehen und zu fliehen.

Ursula selber hat mich zwei Monate vor ihrem Tod ernst und gefasst angesehen und zu mir gesagt: »Ich muss sterben.« Das ganz persönliche Menetekel. Die rot lackierten Schuhe waren fortan nur mehr Staffage,

Verschönerung einer ebenso bedrohlichen wie tieftraurigen Szene, in der nur diese drei Worte fielen. Wir wussten, die Schuhe konnten keiner Flucht mehr dienen, sie bleiben leer in alle Ewigkeit. Ursula hatte schon Mühe, die bequemen Hausschuhe, die ihr unsere Kinder dann gekauft hatten, überzuziehen – geschweige denn hochhackige Pumps. Die Pumps stehen jetzt herrenlos verloren im Gang. Ich passiere sie am Tag viele Male und hätte sie so gerne mit Ursula zusammen hurtig über die Dielen eilend gesehen und gehört. Schon war ich versucht, eine entfernte Freundin, die bei mir zu Besuch weilte, zu bitten, sich mir zum Gefallen die Schuhe anzuziehen. Und beinahe hätte ich sie selber anprobiert – soll es doch Männer geben, welche die Unterkleider ihrer Geliebten anziehen und so ausgerüstet den ganzen Tag ihre Liebe bei und an sich tragen.

Merkwürdig, welches Gewicht leere Schuhe plötzlich bekommen können! Schuhe dienen gewiss dem Schutz der Fußsohle, aber dieser Schutz ist nur notwendig, wenn man sich fortbewegt. Die Erinnerung an Ursulas Schuhe paart sich mit der überindividuellen Bedeutung des Schuhwerks. Gab es da nicht eine lange Kontroverse über van Goghs Schuhbilder? Sein berühmtestes Schuhporträt stammt aus dem Jahr 1886 und zeigt ein paar leere, ausgetretene Bauernschuhe. Was für ein

Kontrast zu den Schuhen, die dann in den sechziger Jahren gemalt wurden! Und was für ein Kontrast zu Ursulas Schuhen! Zu Jim Dines 1961 gemalten schwarzweißen Golfern! Oder zu den Stöckelschuhen von Allen Jones!

Der Philosoph Martin Heidegger hat das Spezifische des Kunstwerks in seiner »Nichtdienlichkeit« sehen wollen – im Gegensatz zur Dienlichkeit der funktionserfüllenden, ausgetretenen Bauernschuhe. Erst wenn Schuhe ihre Dienlichkeit abstreifen, so Heidegger, gewinne der Schuh seine überindividuelle Bedeutung. Könnte man nicht über Heidegger hinaus sagen, dass Schuhe etwas mit der Grundbefindlichkeit des Menschen zu tun haben, nämlich dass er nie bleiben will, wo er ist? Dass ihm die Möglichkeit die liebste Wirklichkeit ist? Dass das Abwesende ihn immer mehr gefesselt und auch betrübt hat als das Anwesende? Unruhig ist das Herz. Schuhe, ob Wanderschuhe oder Tanzschuhe, ob Ballerinas oder militärisches Schuhwerk, sind das Symbol für die Grundbefindlichkeit des Menschen, dass er immer unzufrieden ist mit sich und der Welt und dass er auf ein Größeres zulebt und läuft und läuft wie weiland *Forrest Gump* im gleichnamigen Spielfilm. Klafft im Menschen nicht immer ein Abgrund zwischen seinem Sein und seinem Noch-nicht-Sein, und ist die unstillbare Sehnsucht, die wir alle in uns tragen, nicht die fragile Brücke zwischen dem, was ist, und dem, was nicht mehr oder noch nicht ist?

Orbis non sufficit. Die Welt genügt nicht. The world is not enough. Die Abwesenheit wirft ihre Schatten auf die Präsenz. Ursula, Du gehst und gehst und gehst auch jetzt, Monate nach Deinem Tod. Und bist immer fester da. Die Zukunft wird schwer für mich. Je mehr Du Dich entfernst, umso lichter wirst Du und umso stärker empfinde ich Dich. Eine Tür fällt zu, eine andere öffnet sich. Der Tod entreißt mir das Liebste, was ich habe – aber nicht die Sehnsucht. Diese existiert nicht für die Besitzenden – und erschöpft sich nicht in der Präsenz. Und die Sehnsucht ist dann am größten, wenn man das Liebste verliert. Und sie nimmt verzweifelte Züge an, wenn man weiß, dass man das, was man wünscht, nie mehr haben wird. Ich weiß nun, was Sterben heißt. Ich kenne den Tod. Ich habe ihn in seinem Umgang mit Ursula genau beobachtet. Ich weiß auch, was Sehnsucht heißt. Vom Tod habe ich gelernt, dass der Entzug die Sucht verstärkt.

Wie der Tod Dein Zimmer, Ursula, betreten hat und Dich an Deinen verzweifelt sich wehrenden Ärmchen fortzuzerren versuchte, ohne dass ich Dir beistehen konnte, weil Du ja mich, ja, auch mich abgewehrt hast, um leichter zu gehen, bist Du durch die Hintertür wieder größer, schöner, strahlender und liebenswerter erschienen als je. Unsere Liebe war in den letzten Monaten Deiner Krankheit eine todgeweihte Liebe, aber die Erwartung des Todes hat eine Gegenseitigkeit, eine Zweisamkeit entstehen lassen, die unvergleichlich intensiver und stärker war als jede Liebe vorher. Und der Tod selber hinterlässt das Geschenk der Sehnsucht, das es ohne den Entzug, ohne die Abkehr, ohne ihn nicht gäbe.

Welten gehen, Sehnsucht bleibt.

Literatur

Philippe ARIÈS: Geschichte des Todes. München/Wien 1980

Paul AUSTER: Winterjournal. Reinbek 2013

Hans Urs VON BALTHASAR: Das Herz der Welt. Zürich 1952

Zsófia BÁN: Frau Röntgens Hand. In: Dies.: Als nur die Tiere lebten. Berlin 2014, S. 9–19

Georges BATAILLE: Die Tränen des Eros. Berlin 2005

Georges BATAILLE: Das Unmögliche. München 2007

Simone DE BEAUVOIR: Ein sanfter Tod. München 2005

Thomas BERNHARD: Der Atem. Frankfurt am Main 1978

Martin BUBER: Ich und Du. Gütersloh 1999

Emil M. CIORAN: Auf den Gipfeln der Verzweiflung. Frankfurt am Main 1997

Kamo no CHOMEI: Aufzeichnungen aus meiner Hütte. Berlin 2001

Matthias CLAUDIUS: Sämtliche Werke des Wandsbecker Boten. Hamburg 1926

Don DELILLO: Körperzeit. Köln 2001

Per Olov ENQUIST: Gestürzter Engel. München 1987

Gebrüder GRIMM: Das Mädchen ohne Hände (div. Ausgaben)

Peter GROSS: Jenseits der Erlösung. Bielefeld 2007
Peter GROSS: Wir werden älter. Vielen Dank. Aber wozu? Freiburg im Breisgau 2013
Peter HANDKE: Wunschloses Unglück. Frankfurt am Main 2001
Christiaan L. HART NIBBRIG: Ästhetik der letzten Dinge. Frankfurt am Main 1989
Martin HEIDEGGER: Der Ursprung des Kunstwerks. Stuttgart 1960
Yasushi INOUE: Das Jagdgewehr. Frankfurt am Main 1964
Frank JEHLE: Dem Tod ins Gesicht sehen. Zürich 1993
Elfriede JELINEK: Wolken. Heim. Göttingen 1990
Elfriede JELINEK: Macht nichts. Eine kleine Trilogie des Todes. Reinbek 1999
Stephen KING: Das Mädchen. München 2000
Emmanuel LÉVINAS: Zwischen uns. Wien 1995
Carson MCCULLERS: Das Herz ist ein einsamer Jäger. Stuttgart 1952
Gerhard MEIER: Ob die Granatbäume blühen. Frankfurt am Main 2005.
Christian MORGENSTERN: Gedichte, Verse, Sprüche. München 1999
Robert MUSIL: Der Mann ohne Eigenschaften. Hamburg 1952
Karl RAHNER: Zur Theologie des Todes. Freiburg im Breisgau 1958
Ilma RAKUSA: Schlaf, Engel, Tod. Vittore Carpaccios »Traum der heiligen Ursula«. In: Neue Zürcher Zeitung 30. Juni/1. Juli 2007 (Nr. 149)

Monika RENZ: Der Mensch – ein Wesen der Sehnsucht. Paderborn 2010

Yasmina REZA: Eine Verzweiflung. München 2001

Rainer Maria RILKE: Die Aufzeichnungen des Malte Laurids Brigge. Stuttgart 2010

Tadeusz ROZEWICZ: Mutter geht. Passau 2009

Zadie SMITH: Zähne zeigen. München 2000

Dorothee SÖLLE: Mystik des Todes. Stuttgart 2003

Jacob TAUBES: Abendländische Eschatologie. München 1991.

Der neue Sinn des Alters

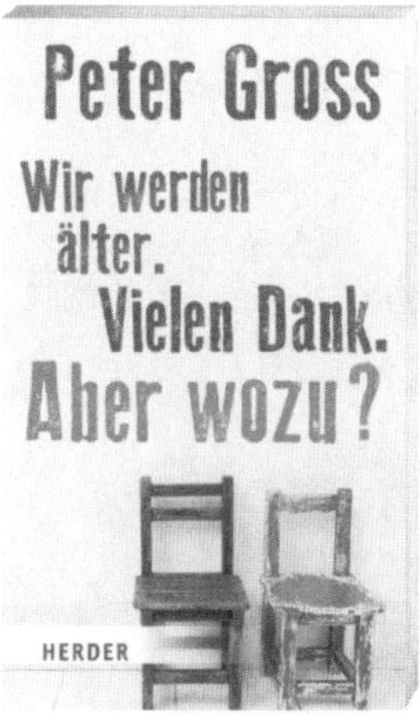

Peter Gross
Wir werden älter. Vielen Dank. Aber wozu?
Vier Annäherungen
160 Seiten | Paperback
ISBN 978-3-451-30699-0

Wir werden immer älter. In zwei Jahrhunderten hat sich unsere Lebenserwartung verdoppelt. Wozu eigentlich? Was hat das lange Leben für einen Sinn in einer Gesellschaft, die das Starke, Schnelle und den permanenten Stress prämiert? Peter Gross stellt das herrschende Altersbild auf den Kopf. Alter beruhigt. Alter macht das Leben zum ersten Mal in der Menschheitsgeschichte ganz. Und es mäßigt eine heiß laufende Gesellschaft, die sich selber überfordert und ihre Lebensgrundlagen verzehrt.

In jeder Buchhandlung

HERDER
Lesen ist Leben

www.herder.de